U0307715

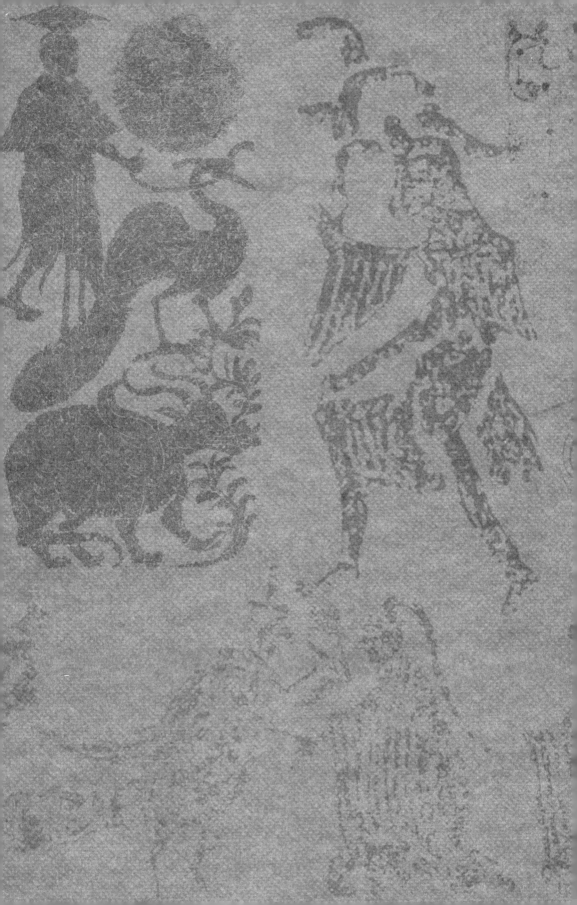

中国古医籍整理丛书

临症经验方

清·张仲华　著

李　兰　张效霞　校注

中国中医药出版社
·北　京·

图书在版编目（CIP）数据

临症经验方/（清）张仲华著；李兰，张效霞校注 . —北京：中
国中医药出版社，2015. 12

（中国古医籍整理丛书）

ISBN 978 - 7 - 5132 - 2986 - 9

Ⅰ. ①临… Ⅱ. ①张… ②李… ③张… Ⅲ. ①验方 - 汇编 -
中国 - 清代 Ⅳ. ①R289. 349

中国版本图书馆 CIP 数据核字（2015）第 296678 号

中 国 中 医 药 出 版 社 出 版

北京市朝阳区北三环东路 28 号易亨大厦 16 层

邮政编码 100013

传真 010 64405750

三河市鑫金马印装有限公司印刷

各地新华书店经销

*

开本 710 × 1000 1/16 印张 6.5 字数 35 千字

2015 年 12 月第 1 版 2015 年 12 月第 1 次印刷

书 号 ISBN 978 - 7 - 5132 - 2986 - 9

*

定价 20. 00 元

网址 www. cptcm. com

项目专家组

顾　问　马继兴　张灿玾　李经纬

组　长　余瀛鳌

成　员　李致忠　钱超尘　段逸山　严世芸　鲁兆麟
郑金生　林端宜　欧阳兵　高文柱　柳长华
王振国　王旭东　崔　蒙　严季澜　黄龙祥
陈勇毅　张志清

项目办公室（组织工作委员会办公室）

主　任　王振国　王思成

副主任　王振宇　刘群峰　陈榕虎　杨振宁　朱毓梅
刘更生　华中健

成　员　陈丽娜　邱　岳　王　庆　王　鹏　王春燕
郭瑞华　宋咏梅　周　扬　范　磊　张永泰
罗海鹰　王　爽　王　捷　贺晓路　熊智波

秘　书　张丰聪

前 言

中医药古籍是传承中华优秀文化的重要载体，也是中医学传承数千年的知识宝库，凝聚着中华民族特有的精神价值、思维方法、生命理论和医疗经验，不仅对于传承中医学术具有重要的历史价值，更是现代中医药科技创新和学术进步的源头和根基。保护和利用好中医药古籍，是弘扬中国优秀传统文化、传承中医学术的必由之路，事关中医药事业发展全局。

1949年以来，在政府的大力支持和推动下，开展了系统的中医药古籍整理研究。1958年，国务院科学规划委员会古籍整理出版规划小组在北京成立，负责指导全国的古籍整理出版工作。1982年，国务院古籍整理出版规划小组召开全国古籍整理出版规划会议，制定了《古籍整理出版规划（1982—1990）》，卫生部先后下达了两批200余种中医古籍整理任务，掀起了中医古籍整理研究的新高潮，对中医文化与学术的弘扬、传承和发展，发挥了极其重要的作用，产生了不可估量的深远影响。

2007年《国务院办公厅关于进一步加强古籍保护工作的意见》明确提出进一步加强古籍整理、出版和研究利用，以及

"保护为主、抢救第一、合理利用、加强管理"的方针。2009年《国务院关于扶持和促进中医药事业发展的若干意见》指出，要"开展中医药古籍普查登记，建立综合信息数据库和珍贵古籍名录，加强整理、出版、研究和利用"。《中医药创新发展规划纲要（2006—2020）》强调继承与创新并重，推动中医药传承与创新发展。

2003～2010年，国家财政多次立项支持中国中医科学院开展针对性中医药古籍抢救保护工作，在中国中医科学院图书馆设立全国唯一的行业古籍保护中心，影印抢救濒危珍本、孤本中医古籍1640余种；整理发布《中国中医古籍总目》；遴选351种孤本收入《中医古籍孤本大全》影印出版；开展了海外中医古籍目录调研和孤本回归工作，收集了11个国家和2个地区137个图书馆的240余种书目，基本摸清流失海外的中医古籍现状，确定国内失传的中医药古籍共有220种，复制出版海外所藏中医药古籍133种。2010年，国家财政部、国家中医药管理局设立"中医药古籍保护与利用能力建设项目"，资助整理400余种中医药古籍，并着眼于加强中医药古籍保护和研究机构建设，培养中医古籍整理研究的后备人才，全面提高中医药古籍保护与利用能力。

在此，国家中医药管理局成立了中医药古籍保护和利用专家组和项目办公室，专家组负责项目指导、咨询、质量把关，项目办公室负责实施过程的统筹协调。专家组成员对古籍整理研究具有丰富的经验，有的专家从事古籍整理研究长达70余年，深知中医药古籍整理研究的重要性、艰巨性与复杂性，履行职责认真务实。专家组从书目确定、版本选择、点校、注释等各方面，为项目实施提供了强有力的专业指导。老一辈专家的学术水平和智慧，是项目成功的重要保证。项目承担单位山东中医药大学、南京中医药大学、上海中医药大学、福建中医药大学、浙江省中医药研究院、陕西省中医药研究院、河南省中医药研究院、辽宁中医药大学、成都中医药大学及所在省市中医药管理部门精心组织，充分发挥区域间互补协作的优势，并得到承担项目出版工作的中国中医药出版社大力配合，全面推进中医药古籍保护与利用网络体系的构建和人才队伍建设，使一批有志于中医学术传承与古籍整理工作的人才凝聚在一起，研究队伍日益壮大，研究水平不断提高。

本着"抢救、保护、发掘、利用"的理念，该项目重点选择近60年未曾出版的重要古医籍，综合考虑所选古籍的保护价值、学术价值和实用价值。400余种中医药古籍涵盖了医经、基础理论、诊法、伤寒金匮、温病、本草、方书、内科、外科、女科、儿科、伤科、眼科、咽喉口齿、针灸推拿、养生、医案医话医论、医史、临证综合等门类，跨越唐、宋、金元、明以迄清末。全部古籍均按照项目办公室组织完成的行业标准《中医古籍整理规范》及《中医药古籍整理细则》进行整理校注，绝大多数中医药古籍是第一次校注出版，一批孤本、稿本、抄本更是首次整理面世。对一些重要学术问题的研究成果，则集中收录于各书的"校注说明"或"校注后记"中。

"既出书又出人"是本项目追求的目标。近年来，中医药古籍整理工作形势严峻，老一辈逐渐退出，新一代普遍存在整理研究古籍的经验不足、专业思想不坚定等问题，使中医古籍整理面临人才流失严重、青黄不接的局面。通过本项目实施，搭建平台，完善机制，培养队伍，提升能力，经过近5年的建设，锻炼了一批优秀人才，老中青三代齐聚一堂，有效地稳定了研究队伍，为中医药古籍整理工作的开展和中医文化与学术的传承提供必备的知识和人才储备。

本项目的实施与《中国古医籍整理丛书》的出版，对于加强中医药古籍文献研究队伍建设、建立古籍研究平台，提高古籍整理水平均具有积极的推动作用，对弘扬我国优秀传统文化，推进中医药继承创新，进一步发挥中医药服务民众的养生保健与防病治病作用将产生深远影响。

第九届、第十届全国人大常委会副委员长许嘉璐先生，国家卫生计生委副主任、国家中医药管理局局长、中华中医药学会会长王国强先生，我国著名医史文献专家、中国中医科学院马继兴先生在百忙之中为丛书作序，我们深表敬意和感谢。

由于参与校注整理工作的人员较多，水平不一，诸多方面尚未臻完善，希望专家、读者不吝赐教。

国家中医药管理局中医药古籍保护与利用能力建设项目办公室
二〇一四年十二月

许 序

"中医"之名立，迄今不逾百年，所以冠以"中"字者，以别于"洋"与"西"也。慎思之，明辨之，斯名之出，无奈耳，或亦时人不甘泯没而特标其犹在之举也。

前此，祖传医术（今世方称为"学"）绵延数千载，救民无数；华夏屡遭时疫，皆仰之以度困厄。中华民族之未如印第安遭染殖民者所携疾病而族灭者，中医之功也。

医兴则国兴，国强则医强。百年运衰，岂但国土肢解，五千年文明亦不得全，非遭泯灭，即蒙冤扭曲。西方医学以其捷便速效，始则为传教之利器，继则以"科学"之冕畅行于中华。中医虽为内外所夹击，斥之为蒙昧，为伪医，然四亿同胞衣食不保，得获西医之益者甚寡，中医犹为人民之所赖。虽然，中国医学日益陵替，乃不可免，势使之然也。呜呼！覆巢之下安有完卵？

嗣后，国家新生，中医旋即得以重振，与西医并举，探寻结合之路。今也，中华诸多文化，自民俗、礼仪、工艺、戏曲、历史、文学，以至伦理、信仰，皆渐复起，中国医学之兴乃属必然。

迄今中医犹为国家医疗系统之辅，城市尤甚。何哉？盖一则西医赖声、光、电技术而于20世纪发展极速，中医则难见其进。二则国人惊羡西医之"立竿见影"，遂以为其事事胜于中医。然西医已自觉将入绝境：其若干医法正负效应相若，甚或负远逾于正；研究医理者，渐知人乃一整体，心、身非如中世纪所认定为二对立物，且人体亦非宇宙之中心，仅为其一小单位，与宇宙万象万物息息相关。认识至此，其已向中国医学之理念"靠拢"矣，虽彼未必知中国医学何如也。唯其不知中国医理何如，纯由其实践而有所悟，益以证中国之认识人体不为伪，亦不为玄虚。然国人知此趋向者，几人？

国医欲再现宋明清高峰，成国中主流医学，则一须继承，一须创新。继承则必深研原典，激清汰浊，复吸纳西医及我藏、蒙、维、回、苗、彝诸民族医术之精华；创新之道，在于今之科技，既用其器，亦参照其道，反思己之医理，审问之，笃行之，深化之，普及之，于普及中认知人体及环境古今之异，以建成当代国医理论。欲达于斯境，或需百年欤？予恐西医既已醒悟，若加力吸收中医精粹，促中医西医深度结合，形成21世纪之新医学，届时"制高点"将在何方？国人于此转折之机，能不忧虑而奋力乎？

予所谓深研之原典，非指一二习见之书、千古权威之作；就医界整体言之，所传所承自应为医籍之全部。盖后世名医所著，乃其秉诸前人所述，总结终生行医用药经验所得，自当已成今世、后世之要籍。

盛世修典，信然。盖典籍得修，方可言传言承。虽前此50余载已启医籍整理、出版之役，惜旋即中辍。阅20载再兴整理、出版之潮，世所罕见之要籍千余部陆续问世，洋洋大观。

今复有"中医药古籍保护与利用能力建设"之工程，集九省市专家，历经五载，董理出版自唐迄清医籍，都400余种，凡中医之基础医理、伤寒、温病及各科诊治、医案医话、推拿本草，俱涵盖之。

噫！璐既知此，能不胜其悦乎？汇集刻印医籍，自古有之，然孰与今世之盛且精也！自今而后，中国医家及患者，得览斯典，当于前人益敬而畏之矣。中华民族之屡经灾难而益蕃，乃至未来之永续，端赖之也，自今以往岂可不后出转精乎？典籍既蜂出矣，余则有望于来者。

谨序。

第九届、十届全国人大常委会副委员长

许嘉璐

二〇一四年冬

王 序

中医学是中华民族在长期生产生活实践中，在与疾病作斗争中逐步形成并不断丰富发展的医学科学，是中国古代科学的瑰宝，为中华民族的繁衍昌盛作出了巨大贡献，对世界文明进步产生了积极影响。时至今日，中医学作为我国医学的特色和重要医药卫生资源，与西医学相互补充、相互促进、协调发展，共同担负着维护和促进人民健康的任务，已成为我国医药卫生事业的重要特征和显著优势。

中医药古籍在存世的中华古籍中占有相当重要的比重，不仅是中医学术传承数千年最为重要的知识载体，也是中医为中华民族繁衍昌盛发挥重要作用的历史见证。中医药典籍不仅承载着中医的学术经验，而且蕴含着中华民族优秀的思想文化，凝聚着中华民族的聪明智慧，是祖先留给我们的宝贵物质财富和精神财富。加强对中医药古籍的保护与利用，既是中医学发展的需要，也是传承中华文化的迫切要求，更是历史赋予我们的责任。

2010 年，国家中医药管理局启动了中医药古籍保护与利用能力建设项目。这既是传承中医药的重要工程，也是弘扬优秀民族文化的重要举措，不仅能够全面推进中医药的有效继承和创新发展，为维护人民健康做出贡献，也能够彰显中华民族的璀璨文化，为实现中华民族伟大复兴的中国梦作出贡献。

相信这项工作一定能造福当今，嘉惠后世，福泽绵长。

国家卫生与计划生育委员会副主任

国家中医药管理局局长

中华中医药学会会长

王国强

二〇一四年十二月

马 序

新中国成立以来，党和国家高度重视中医药事业发展，重视古籍的保护、整理和研究工作。自 1958 年始，国务院先后成立了三届古籍整理出版规划小组，分别由齐燕铭、李一氓、匡亚明担任组长，主持制订了《整理和出版古籍十年规划（1962—1972)》《古籍整理出版规划（1982—1990)》《中国古籍整理出版十年规划和"八五"计划（1991—2000)》等，而第三次规划中医药古籍整理即纳入其中。1982 年 9 月，卫生部下发《1982—1990 年中医古籍整理出版规划》，1983 年 1 月，中医古籍整理出版办公室正式成立，保证了中医古籍整理出版规划的实施。2002 年 2 月，《国家古籍整理出版"十五"（2001—2005）重点规划》经新闻出版署和全国古籍整理出版规划领导小组批准，颁布实施。其后，又陆续制定了国家古籍整理出版"十一五"和"十二五"重点规划。国家财政多次立项支持中国中医科学院开展针对性中医药古籍抢救保护工作，文化部在中国中医科学院图书馆专门设立全国唯一的行业古籍保护中心，国家先后投入中医药古籍保护专项经费超过 3000 万元，影印抢救濒危珍、善、孤本中医古籍 1640 余种，开展了海外中医古籍目录调研和孤本回归工作。2010 年，国家财政部、国家中医药管理局安排国家公共卫生专项资金，设立了"中医药古籍保护与利用能力建设项目"，这是继 1982～1986 年第一批、第二批重要中医药古籍整理之后的又一次大规模古籍整理工程，重点整理新中国成立后未曾出版的重要古籍，目标是形成并普及规范的通行本、传世本。

为保证项目的顺利实施，项目组特别成立了专家组，承担咨询和技术指导，以及古籍出版之前的审定工作。专家组中的许多成员虽逾古稀之年，但老骥伏枥，孜孜不倦，不仅对项目进行宏观指导和质量把关，更重要的是通过古籍整理，以老带新，言传身教，培养一批中医药古籍整理研究的后备人才，促进了中医药古籍保护和研究机构建设，全面提升了我国中医药古籍保护与利用能力。

作为项目组顾问之一，我深感中医药古籍保护、抢救与整理工作的重要性和紧迫性，也深知传承中医药古籍整理经验任重而道远。令人欣慰的是，在项目实施过程中，我看到了老中青三代的紧密衔接，看到了大家的坚持和努力，看到了年轻一代的成长。相信中医药古籍整理工作的将来会越来越好，中医药学的发展会越来越好。

欣喜之余，以是为序。

中国中医科学院研究员

马继兴

二〇一四年十二月

校注说明

《临症经验方》，清·张仲华著。本次校注，以《中国医学科学院图书馆馆藏善本医书》所收清道光二十七（1847）年养恬书屋刻本为底本，以《中国医学大成续集》所收影印清光绪八年（1882）上海玉轴山房重刻本（名为《爱庐方案》，简称"重刻本"）、清光绪二十二年（1896）抄本（简称"抄本"）为校本，以《柳选四家医案》（清光绪三十年惜余小舍刻本，简称"爱庐医案"）、《清代名医医案精华》（上海科学技术出版社1981年铅印本，简称"医案精华"）为他校本。校勘、注释的原则是：

1. 采用现代标点方法，对原书进行重新标点。

2. 凡原书中的繁体字，均改为规范简化字。

3. 凡底本中因写刻致误的明显错别字，予以径改，不出校。

4. 异体字、古字、俗字，径改为通行简化字，不出校记；通假字，一律保留，并出校记说明本字。

5. 中药名称中的异体字，"全同异体字"（音义全同而形体不同的字）以通行简化字律齐，并出校说明原字；"非全同异体字"（音义部分相同的异体字）予以保留，并出校记说明当今规范名称。中药名称中的古字、通假字一仍其旧，并出校记说明当今规范名称。

6. 凡底本与校本互异，若显系底本脱误衍倒者，予以勘正，并出校注明据补、据改、据删之版本、书名或理由；若难以判定是非或两义均通者，则出校并存，或酌情表示倾向性意见；若属一般性虚词，或义引、节引他书而无损文义者，或底本不误而显系校本讹误者，一般不予处理；凡底本与校本虽同，但对原书文字仍有疑问者，不妄改，只出校注明疑误、疑衍、疑脱之处，或结合理校判定是非。

7. 因竖排改为横排，原书中代表上文的"右"字，一律改为"上"字。

8. 原书卷前有"胥江张仲华爱庐氏辑，男德达直卿氏校"字样，因无关文义，今删去。

9. 对个别冷僻字词加以注音和解释。

序

医药一道，任莫重而权莫大。人而无恒，不可以作巫医。有恒心然后有恒学，有恒学然后可以造乎道。顾必博览群书，静参气运，穷其源，探其本，洞明医理，而后能出而闻世。盖临证如临敌，死生系之毫端，安危定于片刻。惟凭一诊以定死生，吁，可畏也！敢不兢兢乎？试为扼其大要有三：一曰审证，譬之料敌，知理知势知节①，方能制胜；一曰用药，譬之命将，量力量才量性，方能胜任；一曰立方，譬之交战，行阵不乱，纪律森然，进退有权变，前后有顾盼，方能奏捷。明乎三者之理，庶几临证可以无疵。更有进者，方必有胆如鼓然，无胆其声木；方必有钥如锁然，无钥其用废。是以方必藉乎法，法以绳其方，参配合之宜，辨相须之巧。考之《内经》十八卷，只有七方，赖汉时张长沙，著《伤寒》一百十三方、三百九十七法，阐发出治之旨，其寿世之功伟矣！孙思邈传《千金方》，似与仲圣之方异，而实即从伤寒正途所化。厥后，虽代有名家著方立论，未免各随所好。要之，方无定法，药无偏用；规矩准绳，毋稍固执；达权通变，勿好新奇。《易》曰：拟之而后言，

---

① 知理知势知节：理，事理，知义之所在为知理；势，战略形势，知道自己所处的形势为知势；节，军事指挥应掌握的法度、节度，能正确制定作战方案、调度兵力为知节。知理知势知节，意谓通晓事理、形势，把握分寸。

议之而后动，拟议以成其变化①。又曰：神而明之，存乎其人②。人为万物之灵，灵机慧眼，固所共有，无如人欲所蔽，致生障碍，苟能清心涤虑，病态自显真伪。余每于临证之际，一洗执着，虚衷以俟③病机之触，如是兢兢立方，求其方之适然于心者，仅十之二三，惜随手散失，录存者少，迩④已衰老，精力疲乏，追思三十余年，恨无一长可以启后学心思，爰⑤将平昔得心应手之方，稍集一二，以广流传，窃喜获效于前，故目之曰《经验方》。然学浅才疏，愧乏琢磨，不揣鄙陋，敢以就正有道，倘蒙裁削，以公于世，何幸如之！

道光丙午⑥桂秋⑦月古吴张大燨谨识

---

① 拟之而后言，议之而后动，拟议以成其变化：先譬拟物象然后言说道理，先审议物情然后揭示变动，通过譬拟和审议就形成《周易》的变化哲学。

② 神而明之存乎其人：明白事物的奥妙，在于各人的领会。

③ 俟（sì）：等待。

④ 迩（ěr）：近来。

⑤ 爰（yuán）：乃，于是。

⑥ 道光丙午：道光二十六年，公元1846年。

⑦ 桂秋：仲秋。农历八月，桂花飘香，故名。

重刊经验方序①

今夫至变者，病情也；不变者，方药也。变而不变者，病必根乎六气也；不变而变者，药须配夫五行也。今欲以一定之方药，揣万端之病情，难乎不难？洵②如是，则谓先哲成方似无所用之矣。虽然，刻舟求剑者固非，而俪规越矩③者亦非。前辈张仲华先生，讳大燨，字④爱庐，吴下晋江人也，精于岐黄，名噪一时，其于病情之虚实、方药之重轻、六气之乘除⑤、五行之错综，灼然胸有成竹，故随机应变，所向奏功。惜乎数十年良工心苦，方案不自收拾，随手散失，晚年仅将平生所得心应手、胜任愉快者汇为一编，名之曰《临症经验方》。兵燹后，原版久已散佚，今见友人家藏有旧本，因徇⑥及门⑦之请，商假⑧归，重为校录，付诸手民⑨，以广流传。至于方之临机变化，酌理斟情，俱能不外乎经旨，固有识者所共知也。呜呼！吉光片羽⑩，罕而弥珍，所谓精金良玉，历久必显灵光者，然

---

① 此序原无，据重刻本补。
② 洵（xún）：诚然，确实。
③ 俪（miǎn）规越矩：违背正常的法则。
④ 字：当为"号"。由"前辈张仲华先生，讳大燨"来看，张氏名"大燨"，字"仲华"，则"爱庐"当是其号。
⑤ 乘除：变化。
⑥ 徇（xùn）：依从。
⑦ 及门：亲自登门拜师受业的弟子。
⑧ 假：借。
⑨ 手民：原指木匠，后多称雕版刻字的工人。
⑩ 吉光片羽：也作"片羽吉光"。吉光，古代传说中的神马。吉光片羽，"吉光"身上的一片羽毛，后用以比喻残存的珍贵物品。

耶？否耶？翔才疏质劣，敢以蠡见，略为弁言①，以志钦佩云尔。

光绪八年②岁在壬午暮春③之初元和陈兆翔④序于吟香馆

---

① 弁（biàn）言：弁，古代的一种帽子。弁言，前言、引言。因冠于篇卷的前面，故称"弁言"。

② 光绪八年：公元 1882 年。

③ 暮春：春末，农历三月。

④ 陈兆翔：字荣甫，号星华，清代江苏吴县（今苏州）人，居温家岸。业医，从学于苏效东，医名颇著。

目 录

湿 温

金左[①]　表热四候，额汗如淋，汗时肤凉，汗收热灼，消滞、泄邪、清补诸法已遍尝矣。诊脉虚细，惟尺独滑，舌苔已净，胃纳稍思。细绎脉症病情，不在三阳，而在三阴。考仲圣有"反发热"一条，是寒邪深伏少阴之阳，今乃湿温余邪流入少阴之阴，良亦少年肾气之不藏所致。治当宗其旨、变其法以进，拟补肾阴、泄肾邪，一举两得，可许热解汗收。

熟地五钱，炒枯　杞炭一钱　独活一钱[②]，炒　茯苓三钱　细辛三分[③]　五味七粒　怀膝五分[④]，炒　丹皮一钱

复诊　热解已净，自汗亦收，脉滑已和，纯乎软弱，神情向倦，而虚象旋著[⑤]，拟转补养。

人参须一钱　杞子一钱，炒　怀山药三钱　丹皮钱半　泽泻一钱　大熟地五钱　杜仲三钱，炒　生牡蛎七钱　山萸肉钱半，炒　云苓三钱　炙甘草三分

蓐 劳

朱右[⑥]　产后逾年，卧床未起，胃纳虽可，脉细如丝，声音笑貌宛若无病之人，神志魂魄频频不附于体。经水五

① 左：男子。
② 一钱：《爱庐医案》作"一钱五分"。
③ 三分：抄本作"五分"。
④ 五分：抄本作"五钱"。
⑤ 旋著：抄本做"渐著"，于义皆通。
⑥ 右：女子。

日大冲，八日小至，循环不净。气随呵欠则上越于巅顶，随下泄则陷于下窍。自谓斯际，一如魂飞天外矣。曾服补剂数次①，逾月，加至大剂膏滋，日服全料，仅能暂留飞越之态。证乃八脉俱损，关闸尽撤，药已疲玩，蓐劳难挽。考《内经》云：上下俱病治其中。譬之马谡之失街亭，误在不守当道耳。勉拟纯一立中，为设关隘，俟有险阻可守，再商他法。药虽一味，四意寓焉。

炙黑甘草四两，煎汤均三服，昼夜匀进。

复诊　三进守中、和中、止血、解毒之法，其力固胜于杂药。神志较安，经水亦止，虽有呵欠下泄，不至魂飞魄散，中流似有砥柱，真气似有收摄。然险要暂守，关隘未固，尚宜重兵防御，拟立中、守中、和中继之。

台人参一两　真於术三钱　炙甘草四两②　生白芍三钱

煎汁均三服，昼夜匀进。

溲　秘

陶左　中虚湿胜之体，病后元气未复，溲秘三日，便缩腹硬，频欲小便，肛必先坠，证如癃秘之苦，痛楚难以名状。良因中气下陷，湿随气滞，传送之司既失，气化之权亦乏，倘徒以渗利，气更坠而下愈窒矣。治当补提中气，和其输化，庶几开合有权，运机旋转，则溲自来而痛得缓也。应变之法，莫作常例。

---

① 曾服补剂数次：原作"向投补剂等之不服"，据抄本改。
② 四两：抄本作"一两"。

人参一钱　小茴五分，炒　升麻三分，酒炒　独活一钱，酒炒　茯苓三钱①　橘核三钱，酒炒　白术钱半，土焙　木香三分，煨　柴胡二分　草梢三分　香附钱半，酒炒②

霍　乱

郑左　吐泻骤作无度，形肉转瞬尽脱，脉伏筋挛，体冷汗渍，伏邪深入三阴，遍体之阳气顿消，脉道不通，真气脱离，乃时行转筋入腹之险症。其行迅速，非泛常方药可恃。急进斩关直入之法，冀图一挽奏功。

淡附子三钱　肉果一钱，煨　淡吴萸三分　云茯三钱　细辛三分　淡干姜三钱③　巴豆炭三分④

复诊　吐泻已止，肢体转温，脉见微细⑤，筋络较舒。惟是神倦嗜卧，音低畏烦，阳回正虚已著，急进温补方缺。

胃　困

邹右　病经匝⑥月，表热解后，杳不思纳，脉静舌净，神倦言懒。既无外感留恋，又非老景就熟⑦，睛光灵动，面色开旷。阅所服之药，苦寒沉降者多矣。良⑧系胃气为

---

①　三钱：抄本作"五钱"。
②　酒炒：抄本作"土炒"。
③　三钱：抄本作"二钱"。
④　三分：抄本作"二分"。
⑤　微细：抄本作"细数"。
⑥　匝：满。
⑦　老景就熟：《爱庐医案》《医案精华》皆作"老景颓唐"，于义皆通。
⑧　良：《爱庐医案》《医案精华》均作"谅"，于义为胜。

药致困，非病也，亦非衰也。可笑贵处诸名家，为魔障所弄，而咸谓老熟不治矣。据我管见，可许复元。且进和中醒中，以悦脾胃，令其纳谷乃昌。

参须五分　麦冬一钱，炒　橘白五分①，炒　生谷芽一两，煎汤代水　沙参三钱　霍斛三钱，干　甘草三分，生　野蔷薇露一两，冲入

是行也，原议诊后即返棹②，病家光景以赶办后事为亟。主人闻余言，将信将疑，如醉如痴，嘱伊③令甥④高如川兄留诊一日，并邀岸上盘桓⑤。余知其意，竟诺之。令其煮糜粥，以备半夜病人思纳，切嘱不可多与。

复诊　胃气乍醒，脉形软弱，久饥之后，脏腑之气尚微，纳谷以匀为稳。至于用药，尚利轻灵，需俟胃气日隆，方可峻补。盖凡属⑥补剂，亦必藉胃气四布耳。《经》云：百病以胃气为本。又云：安谷则昌。其斯之谓欤！

参须一钱　麦冬钱半，炒　益智四分　炙草三分　南枣肉两枚　沙参三钱　川斛三钱　橘白七分　云神三钱　炒谷芽一两

便　秘

张右　症逾兼旬，大便秘结，畏冷脉紧⑦。询系病初

---

① 五分：抄本作"三分"。
② 棹（zhào）：船。
③ 伊：表示第三人称，相当于"他""彼"。
④ 令甥：对别人外甥的尊称。
⑤ 盘桓：徘徊，逗留。
⑥ 属：《爱庐医案》《医案精华》均作"投"，于义为长。
⑦ 脉紧：抄本作"脉呆"。下同。

曾发热，未得汗而骤解，解后旬日胃纳未慎，今则纳呆腹胀，频欲大便而不解，滞固有诸，舌犹白也。夫以脉紧、舌白、畏寒论之，表邪未达显然，徒与润肠何益？盖肺与大肠为表里，表气尚窒，里气安望其通？治当疏泄上焦，仿肺闭意。明乎表里，奚致见病治病之惑哉！试以"表里"二字，为同学论之。内外，一表里也；脏腑，一表里也；手六经、足六经，一表里也；三阳经、三阴经，一表里也。如是而可以尽表里之义否？未也！须知就表而论，有表之表、表之里；就里而论，有里之里、里之表当别。即以"表里"二字，已难为医矣。

生麻黄五分　前胡一钱①　枳壳一钱，炒　陈皮一钱　桑叶钱半　白杏仁三钱　紫菀一钱　桔梗一钱　羌活七分

复诊　表热外扬，汗未畅泄，舌白未化，脉紧未和，表分之邪尚缩，肠中之滞依然。尚宜轻泄。

紫苏一钱　防风一钱　杏仁三钱　前胡一钱　陈皮一钱，炒　豆卷三钱　紫菀五分　蒌仁三钱　枳壳一钱，炒

再诊　汗畅热解，舌苔转黄，大腑稍行，腹中反痛，滞初运而未得尽下也。法当导之。

苏梗钱半　蒌实三钱　杏仁三钱　淡豉三钱　查炭②三钱　建曲钱半　枳实③钱半，炒　麻仁三钱　黑栀钱半④　丹皮钱半

---

① 一钱：抄本作"一钱五分"。
② 查炭：即楂炭。
③ 枳实：抄本作"枳壳"。
④ 黑栀钱半：抄本作"山栀三钱"。

热深厥深

陈左　痉厥陡起，不省人事，越两时醒后复厥。昨宵竟夜达旦而醒，脉沉极数，舌紫而晦。刻下神识虽清，舌胀言蹇，二便不爽，暑热毒深伏。《经》云热深者厥亦深是也。势恐再复，速进清化法。

犀角尖钱半，镑　银花三钱，炒　连翘心三钱　元参一钱　川楝子一钱　小川连五分，炒　丹皮钱半　人中黄五分　块滑石三钱　黑栀钱半　鲜荷叶三钱　绿豆四钱，后下

腹痛便秘

陈左　脾肾之阳素亏，醉饱之日过勤，腹痛拒按，自汗如雨，大便三日未行，舌垢腻，脉数实。湿热食滞团结于内，非下不通，而涉及阳虚之体，非温不动。许学士①温下法，原从仲圣"大实痛"之例化出，今当宗之。

制附子五分　上肉桂四分　淡干姜五分　制川朴一钱　炒枳实钱半　生大黄四钱，后下

复诊　大腑畅行，痛止汗收，神思倦而脉转虚细，拟养胃和中。

北沙参三钱　生甘草三分　橘白一钱，炒　扁豆三钱，炒　川石斛三钱　炒白芍一钱②　丹皮钱半

---

① 许学士：指宋代伤寒学家许叔微。曾任徽州、杭州教官及翰林学士，故人称"许学士"。

② 一钱：抄本作"一钱五分"。

肠 痈

韩左　脐右腹痛拒按，左腿短缩难伸，身热旬余，有汗不解，脉滑数，舌垢糙。此非外感表邪，与疏散何涉？乃湿热蕴酿于肠，已成痈疡将溃。幸在壮年，尚能胜任，拟清解化毒法。质之专科，然否？

淡豉三钱　败酱草三钱　桃仁三钱　丹皮钱半　银花三钱　黑栀钱半　生苡仁三钱　土贝三钱　赤芍钱半　生草五分　枳实二钱，炒　瓜蒌仁二钱

肝 郁

江右　情志挹①郁，形神消瘦，胁痛妨纳者半载，经停便艰者四月，脉沉细数，舌绛津干。香燥破气之味，几属遍尝；推荡通瘀之剂，亦经屡进。据此脉症观之，内火已炽，津液已涸，势防失血之险，何暇望其经通？况久痛之病必伤络，悒郁②之症恒化火，速与存阴，冀少变幻，亦未雨绸缪之谓也。然怯象已萌，难望复元。

犀角七分，镑　阿胶钱半　柏子仁三钱　元参一钱　生地四钱　霍斛五钱③　火麻仁三钱　丹参一钱　女贞子钱半，炒　瓦楞子一两，炒

复诊　两进存阴之法，舌液稍润，而色绛稍淡，胃纳

---

① 挹：通"抑"。
② 悒郁：忧郁。
③ 五钱：抄本作"一钱"。

稍喜，脉仍细数①。久病伤阴之症，岂能迅速奏效？拟转清养，必得怡情自爱乃吉。

生洋参钱半　阿胶钱半，炒　女贞子钱半　川楝子七分　大生地五钱②，炒　麦冬钱半　柏子仁三钱　瓦楞子一两，炙　丹参一钱，炒　丹皮一钱

少阴症

王左　灼热旬余，咽痛如裂，舌红起刺且卷，口干不思汤饮，汗虽畅，表热犹壮，脉沉细，两尺空豁，烦躁面赤，肢冷囊缩。显然少阴证据，误服阳经凉药，苟读圣经，何至背谬若此？危险已极，计惟背城借一，但病之来源名目虽经一诊道破，尚虑鞭长莫及耳！勉拟仲圣白通汤加胆汁一法，以冀挽回为幸。

淡附子一钱　细辛三分　怀膝一钱，炒　葱白三个　上肉桂五分　半夏钱半　牡蛎七钱　猪胆汁一个，和入

微温服。

复诊　少阴之恶款悉除，少阴之虚波旋见。古法古方，信不诬也！迩既侥幸于万一，慎勿怠忽以致覆。

制附子五分　枸杞钱半，炒　五味十粒　煅磁石四钱　大熟地八钱　杜仲三钱，炒　云苓三钱　煅牡蛎七钱

误补成痞

江左　平素胃纳过量，滞积层层，脉道窒塞，固见细

---

①　细数：抄本作"沉细数"。
②　五钱：抄本作"四钱"。

伏。病初余曾议下，惜乎未服，而听周半池先生拘执于脉，竟作虚治，今历旬日矣。欲呕不呕，欲便不便，胸脘高突，俯仰坐卧，无一可适。脉形愈细愈伏，下证悉在，而胀痛极甚，汗冷肢冷足冷，舌质烫光，咽关烫肿。询系必得滚汤频咽，膈间方可稍缓其胀，其误补以致痞满也明矣。拟宗许学士温脾汤，复以辛滑开痞之法，即能奏效为幸。

制附子五分　肉桂三分　干姜五分　川椒二分，炒　细辛二分　生大黄四钱，后下　厚朴一钱，制　枳实钱半　半夏钱半①，制

复诊　大便畅通，痞满顿消，脉道始通，诊得濡细。脾胃大伤之后，慎饮食为至要，拟以和中。

制川朴七分②　扁豆三钱，炒　旋覆花钱半，包　川石斛三钱　焦六曲三钱　橘白一钱，炒　老苏梗钱半③

郁 痹

程右　竟④日思悲，半载纳减。询非恼怒感触所藉⑤，在病人亦不知悲从何来，一若放声号泣乃爽快，睡醒之际特甚，余如默坐亦然。韩昌黎⑥云：凡人之歌也有思，哭

---

① 钱半：抄本作"一钱"。
② 七分：抄本作"五分"。
③ 钱半：抄本作"一钱"。
④ 竟：本义为奏乐完毕，引申为全、尽。
⑤ 藉：《爱庐医案》《医案精华》均作"致"，于义为长。
⑥ 韩昌黎：即韩愈。韩愈郡望为昌黎，常自称昌黎韩愈，后人因称"韩昌黎"。

也有怀，出于口而为声者，其皆有弗平者乎？夫悲哀肺主之，寝则气窒，醒则流通，想其乍醒之际，应通而犹窒焉，是以特甚。揆之脉象，右寸细数而小滑，伏火挟痰有诸。或因有所惊恐，惊则气结，结久成痹，痹则升降失常，出纳呆钝，胃气所以①日馁耳。拟以开结通痹为先，何急急于补也。

旋覆花钱半，包　元参一钱　竹茹钱半，炒　瓜蒌皮钱半　薤白头三钱　紫菀七分　橘络一钱　陈安息三根，去棒　生铁落两许，铁锤于擂盆内和开，水研，用锈至数百取汁，冲入一小杯

复诊　两进开结通痹之后，悲哀之态顿释，咯痰黄厚，胃纳稍思，脉之滑数亦缓，其痰火痹结也明矣。拟以清泄降②继之。补不可投，岂妄谈哉！

桑皮钱半，炙　竹茹钱半，炒　蒌霜钱半　紫菀五分　丝瓜络一钱　杏仁三钱　黑栀钱半　丹皮钱半　橘络一钱　冬瓜子三钱

虚　热

陆左　身热兼旬，杳不思纳，脉细而静，神倦嗜卧，汗已络续自来，舌已化而质淡。自病迄今，消散之药未止。先天既薄，奚堪消磨荡涤？夫过表则藩篱疏豁，过消则脾胃告竭，其苦于不学无术，以致虚实莫辨。《金匮》曾有"病人向里睡"之条，一似为此症而设，幼科谅未见

---

① 所以：原无，据《爱庐医案》《医案精华》补。
② 清泄降：抄本作"清泄肃降"，《爱庐医案》作"清泄通降"，于义为长。

耳。余虽门外汉，进补可许转机。

人参一钱　沙参三钱　川斛三钱　炙草三分①　於术一钱
五味七粒　橘白一钱　谷芽一两

痧 隐

王右　风温发痧子，表热壮甚，汗不肯达，病交五
日，痧子乍透，而着凉骤缩，表热反减，胸闷口渴，舌淡
红少苔，咳嗽痰不爽。诊脉细数，神识时糊，肺胃之邪热
不从表达，而有欲陷之势。《经》曰：冬伤于寒，春必病
温。从太阳克入而伏藏于少阴，兼值岁初春风特甚，又感
风邪，是从手太阴缩缚二气之邪，今得温暖而发，取汗本
非易事，何况徒以辛温散之！夫里邪已化为热，风邪又化
为火，试以薪炊锅，而勿润之以水，欲逼其气蒸作汗，汗
之汁从何运至，不且锅将裂乎？急进辛凉解肌法，庶几云
行雨施，品物咸亨也。拙拟若此，未识专科先生以为
何如？

生麻黄五分　杏仁三钱　射干五分　蝉衣一钱　土贝三
钱　生石膏五钱　连翘钱半　桔梗一钱　牛蒡钱半，炒，研
桎柳五钱　枇杷叶露一两，冲入

复诊　汗达未畅，表热复扬，痧子隐约肤中，欲透不
透，舌质已绛，口渴引饮，神志尚是时矇。邪热既侵营
分，内传最捷，不得不清营泄邪并进。专科犹是恋恋荆、
防，余不知其何意也。

---

① 三分：抄本作"三钱"。

犀角一钱，镑　麻黄①四分　连翘钱半　杏仁三钱　丹皮钱半　石膏五钱，生　葛根七分　桔梗一钱　赤芍钱半　前胡一钱

再诊　痧子畅透，表热大减，汗亦畅矣，闷亦舒矣。神志清而渴饮较减，惟舌犹绛，脉犹数，阴分已伤，良由取汗迟之所误耳！拟存阴泄热。

细生地四钱　桑叶钱半　连翘二钱②　前胡一钱③　桔梗一钱　淡豆豉三钱　丹皮钱半　黑栀钱半　杏仁三钱④

冬温春发

黄右　初病肝气，旋即发热。始以肝气治，继从新感治，病情渐剧，又宗湿温治。乃未究来源，见病治病，硬装硬派，因循玩怠⑤者已旬日矣。诊得左脉弦细而数，舌苔干白，口苦。自病以来，从无汗泄，据是脉证，乃冬温春发，系藏于肾，而发于少阳，其似始肝气，非肝家本病，少阳之邪欲发泄，而涉及厥阴，盖肝与胆表里也。当从少阳和解，拟小柴胡加减。

柴胡五分　淡芩钱半，炒　黑栀钱半　淡姜渣三分　豆卷三钱　枳壳一钱，炒　陈皮一钱

越三日，复诊，据述未服柴胡，更用香开凉药，症变

---

① 麻黄：抄本作"生麻黄"。
② 二钱：抄本作"一钱五分"。
③ 一钱：抄本作"一钱五分"。
④ 三钱：抄本作"一钱"。
⑤ 怠：原作"迫"，据文意改。

神志模糊，额汗多而呵欠频频，脉左虚数，误开欲脱之象已著。惟时半夜，前药未远，姑待天明。越九日，又邀再诊，脉细如丝，神志散漫，便下溏黑过多，舌黑肥润不渴。乃脾肾之阴阳①垂绝。《经》云：真脏之色见矣。如何犹认作阳明热灼，而投犀角、石膏等剂？顾公始末主其事，赧赧然无从措手，爰与之议，转回阳救逆之法。顾公执笔在手，诸药听议，独于附子一味，拟用生者三钱，顾公只敢用制者五分，乃与之论前贤救逆之旨，而竟茫然莫辨！可叹主人在旁，亦以重用附子为骇闻，反和曰：姑从轻用可乎？噫！谁敢强人之难也。诘朝②，仍与顾公同诊，病果转机，诸款皆减，脉仍微细③，两尺有滑数之形，乃谓顾公曰：昨方系坏症救逆，今见是脉，恐其复热。惜哉！昨方之附子轻，而不能牢固肾阳，仍归汗脱。顾公毅然以为一味纯虚，安有复热之理，只需峻补可矣。余因辞不与议。

戌刻④，复邀诊脉，据述竟日平善，并无他变，及诊其脉，滑数之形外浮，尺肤⑤已热，热复发矣。随阳汗越，势必然也。按是症也，原始作泛常肝气治，一误也；发热作新感治，二误也；热甚作湿温，扭阳明治，三误也；柴胡不服，而更香开，四误也；以寒凉重伤脏阳，五误也；

---

①　阴阳：抄本作"阳"，于义为长。

②　诘朝：明日早晨。

③　微细：抄本作"微细数"。

④　戌刻：十九时至二十一时。

⑤　尺肤：抄本作"肌肤"。

继见脏阳垂绝，而犹不敢以生附子三钱与一两五钱之熟地并进，此误中之更误也。

嗟呼！一病也，而堪数误耶？余虽未专其政，属在知交姻谊，是以与之竭力挽回，乃以必不至死之症，而竟至于莫可救药者，是岂死于病耶！死于药耶！直死于医也。余甚惜之，因记其始末，为医者鉴。

肝邪犯胃

程右　恼怒伤肝，木火犯胃入膈，支撑胸背，呕吐血块痰涎，不纳不便，舌白苔腻。胃为水谷之海、多气多血之腑，性喜通降，所畏倒逆，经此气火冲斥，湿浊乘机错乱，倘肆其猖狂，厥逆立至；若再侮脾土，泄泻必增。左脉弦硬，右脉细软，谷不沾唇者已五日，胃气惫矣。而呕尚甚，中无砥柱，何恃不恐？诸先生所进苦寒沉降，盖欲止其呕血而顺其气，诚是理也。然《内经》云：百病皆以胃气为本。苦寒性味，又属伐胃，胃不能安，药力何藉？拙拟苦温以制肝之逆，苦辛以通胃之阳，并参奠安中气，冀其倒逆之势得缓。幸勿拘于见血畏温之议。

台人参一钱　法半夏钱半　川连三分，姜炒　旋覆花钱半，包　淡吴萸二分　川楝子七分　川椒二分，炒　云茯苓二钱①　真交趾肉桂四分　酒炒龙胆草三分，二味同研细末，饭粒为丸，即以煎药送下

复诊　呕逆已止，胀痛亦缓，左脉弦硬固平，右关歇

---

① 二钱：抄本作"三钱"。

至，旋见土德大残，中气亦竭。急进补中立中，仍参约肝制肝之法，惟望胃纳肯醒是幸。

台人参钱半　上肉桂三分　炙甘草三分　生於术钱半炒白芍钱半　云茯苓三钱

再诊　胀痛大平，呕逆未复，稍能纳粥，脉俱濡细，胃气渐有来复之机。《经》云纳谷则昌，信不诬也。

人参一钱　煨肉果三分　白芍钱半　炒橘白七分　谷芽一两，煎汤代水　於术钱半　煨木香三分　炙草四分①　云茯神三钱

暑热挟滞

周左　表热九日，有汗不解，舌绛起刺，烦渴引饮，间作寒战之象，热甚，下午至夜神志时糊，脉洪无力。症固有邪有滞，未明下不厌迟，阳明经分之邪又传少阳，阳明腑分之滞灼伤津液，极似大柴胡证，而与脉象不符。细绎症情，汗、下不按经旨，延至正虚津劫，既非陷里之神糊，如何香开？致使内传，此际之望滞通，需俟津回液复。拟宗仲圣人参白虎汤意，参入景岳②柴胡煎，庶与脉证符否，诸先生以为何如？

参须一钱　柴胡四分　知母钱半　元参一钱③　霍斛七钱

---

①　四分：抄本作"三分"。

②　景岳：即张介宾。字会卿，号景岳、通一子，明代山阴（今浙江绍兴）人。著《类经》《景岳全书》等医书多种。

③　一钱：抄本作"三钱"。

麦冬钱半　石膏七钱①，生　竹叶三钱　黑栀钱半

　　复诊　汗畅热解，烦渴已减，舌绛淡而尖刺亦少。津液稍回，正气较整，脉数未平，神志已爽。少阳阳明之表分既清既泄，腑分之滞尚待清润毓②阴而下也。切勿因滞而再荡涤之。"审证"二字，其难其慎，临时之应变，平日之工夫耳！

　　细生地四钱　知母钱半　银花钱半　赤芍钱半　蒌仁三钱　鲜霍斛一两　花粉钱半　丹皮钱半　麻仁三钱

溲　秘

　　潘右　肝气甚发之后，小溲点滴不通，少腹膨急，子宫下坠，脉沉数，舌干光。上渴下秘，水饮停膈，脘腹胸胁并撑，噫嗳俯仰俱艰。症已七日，治惟渗利，乃肝火、湿火蕴结于下，势将厥逆。姑拟河间③法——桂苓甘露饮，复以辛通运下，溲可望其通，痛可望其减。第④子宫之肿坠与外疡无异，还仗专科调治。

　　肉桂五分　吴萸二分⑤　小茴五分，炒　椒目五分　橘核

---

　　①　七钱：抄本作"七分"。
　　②　毓：养。
　　③　河间：即刘完素。字守真，自号通玄处士，金代河间（今河北省河间县）人。后人尊之为"河间先生"。著有《素问玄机原病式》《素问病机气宜保命集》《伤寒直格》等著作。
　　④　第：连词，表示转折。相当于"但""只是"。
　　⑤　二分：抄本作"五分"。

三钱① 石膏七钱，生 龙胆三分② 滑石三钱 茯苓五钱③
猪苓钱半 川楝七分 丹皮一钱

饮 症

赵左 饮邪十余载，遇冷即甚发，发必胀痛彻背，咳呕气逆。迩来渐妨谷食，脉形细滑，据述向来力疾操劳，安得不涉于亏？然参、地常投，何以罔效？盖体虽宜补，而病不安于补也。夫有饮者，中阳先亏，饮为阴邪，得以盘踞，日甚一日，即水谷之精华亦必酿为痰涎而附于饮矣。考之于古，曰：淡④饮自汉时张长沙⑤分立五饮门类，皆曰当以温药和之。拟宗苓桂术甘意，参小青龙法。

肉桂五分 干姜四分 旋覆花钱半，包 苏子一钱 炙甘草三分 白术钱半，土炒 细辛二分 法半夏钱半 云苓五钱

嗽 血

杨左 身热恶寒，咳嗽痰艰血溢，病经五日，犹是风霜劳顿，脉紧无汗，舌白不渴。症由寒缩于表，热郁于里，清降润呛之品适相反矣。《伤寒论》"夺汗无血"之例，正合病情。宜宗此旨调治，幸勿畏虚，因循以致剧。

---

① 橘核三钱：抄本作"桔梗一钱五分"。
② 三分：抄本作"一钱"。
③ 五钱：抄本作"七钱"。
④ 淡：通"痰"。
⑤ 张长沙：即张仲景。

麻黄五分，生　苏叶七分　连翘钱半　桔梗一钱　杏仁三钱　前胡一钱①　竹茹钱半，炒　橘络一钱②

络　瘀

吴左　呕血盈碗，紫色块磊，两载中已见五次。据述发病之前，左胁肋近脘必痛，吐后痛减，不妨胃纳。诊脉沉数有力，面色晦滞。询由努力而起，络内凝瘀作痛，但瘀血宜通，瘀净则止，苟使根蒂常留，则瘀渐积而必复发，且有妨于新血矣！倘畏虚嗜补，往往成痨者，务宜宣通肝胃之络。

旋覆钱半，包　三七一钱　查肉二钱③，炒　丹皮钱半　蒌仁三钱　延胡钱半，醋炒　桃仁三钱　赤芍钱半，炒　黑栀钱半　紫降④三钱

热入血室

徐右　夏秋伏邪发热，汗虽有而未畅，病交八日，神糊夜甚，经事非期先至，脉弦且数，胸闷口苦喜饮。盖暑、湿、热为无形之邪，不耐攻下，且畏燥裂，以致热逼血分，幸勿见神糊而妄投开药。症情虽剧，就是脉证，只宜轻清泄化。拟宗"热入血室"例，姑宗少阳阳明治，倘能转疟，亦是稳机。

---

① 前胡一钱：抄本作"白前一钱五分"。
② 一钱：抄本作"一钱五分"。
③ 二钱：抄本作"三钱"。
④ 紫降：即紫绛。

柴胡五分　知母钱半，炒　丹皮钱半　滑石三钱　淡芩一钱，炒　野蔷薇露①一两，冲　青蒿钱半　黑栀钱半　竹茹钱半，炒

误下伤脾

孙左　新感风寒发热，本非重症，过散过消之下，脾气大伤，已见脉微便血，尚谓里滞未楚，清热行瘀，血如漏卮②。医者自遁，犹有天良？诊得脉细如丝，肢冷自汗，闻声惊惕，奄奄③一息，脾脏统血之权告竭矣。危期至速，勉拟峻补，以冀转机。

人参一两　炙草五钱　五味子一钱④

煎汤，徐徐灌下。

复诊　神思稍整，下血较稀，脉仍微细，额汗尚多。昨方简约安中，盖恐杂以回阳顾阴，反嫌刚猛不受。今既转机，治当阴阳两顾，尚宜轻灵取效。

台人参钱半　制附子三分　五味七粒　生於术一钱　云神三钱　熟地炭五钱　煨肉果三分　白芍一钱　怀山药钱半　枣仁一钱，炒

再诊　下血已止，神思来复，胃纳稍胜，腹中未和，脾脏大伤之后，脉细难以骤整，再进补养，冀图恢复。但经此孟浪攻伐之后，一两月内务宜慎寒冷、节饮食，起居

---

① 露：原作"草"，据重刻本改。
② 漏卮：渗漏的盛酒器。
③ 奄奄：原作"淹淹"，据文意改。
④ 一钱：抄本作"一两"。

之间，加意留神保养。

人参一钱　黄芪钱半，炙　肉果四分　白芍钱半，土炒
怀山药三钱　熟地五钱　於术钱半　枸杞一钱，炒　枣仁钱
半，炒　地榆炭一钱

下　痢

林左　腹痛下痢，昼夜无度，汗冷肢冷，脉细舌白。
暑、湿、热挟滞互结，病经五日不减，嗜酒中虚之体不克
发热，而已见多汗伤阳、多痢伤阴之险。凡里急后重腹痛
者，治法宜通；口渴烦躁溲秘者，又当清渗。此际涉及虚
波将至，诚属掣肘之极。姑拟温清并进，宗泻心汤意，参
以疏化邪滞。若正气保和之类，何足恃耶！

附子五分，生①　厚朴七分，制　桂木五分　藿梗钱半
赤苓三钱　川连五分，酒炒　木香三分②　姜渣三分　建曲钱
半，炒

复诊　下痢减半，赤白相杂，肢冷较和，汗亦稀少，
舌白，苔腻不化，里急后重已缓，诊脉沉细，腹中犹痛。
究属中虚湿胜、暑湿热滞之结，不能藉阳和运动，尚非坦
途也！再拟温中运邪一法。

附子五分③，制　白术钱半，土炒　厚朴七分，制　川连
三分，酒炒　防风一钱，炒　干姜四分④，炭　木香三分，煨

① 生：《爱庐医案》作“制”。
② 分：此后原衍一“分”字，据文意删。
③ 五分：抄本作“三分”。
④ 四分：抄本作“五分”。

枳实①七分，炒　丹皮一钱，炭　赤苓二钱

　　再诊　痢下大减，舌苔渐化，腹痛除而宿垢亦通，小溲赤而有两三度，脉象起矣！谷食思矣！中阳既得运动，无虑邪滞不化，暂守和中。

　　白术钱半，土炒　川朴七分，制　干佩兰一钱　青皮七分，炒　炒扁豆三钱　肉果四分，煨　藿梗钱半　块滑石三钱　建曲钱半②，炒　炒苡仁三钱

肤中虱

　　葛左　遍体蠕蠕作痒，虱从肤出，形与白虱无异，腹稍狭而尾尖，出则千万，忸怩难堪。是症古所未有，惟夏子益③《奇疾方》④中曾见，亦但有主治之方，未载其症之来源。余于嘉庆年间，见一名妓，患此年余而毙。曾有闽广人识其症，曰：此淫秽过甚，浸渍于肌肉所化，肉尽则死。初见即治可救，迟则百无一生。今系素悉翁之禀赋极厚，胃纳兼人之量，虽系尊年，春服过冬，如是天富精神，何由而遇斯疾？意者，好食鲜发，酷嗜腥膻，二者气味浓厚，亦能浸渍于肌肉之间，未可知也。然肉既化为虫矣，人其何以堪耶？迩已三月，治亦莫及，姑录夏氏方试

---

　　① 枳实：抄本作"枳壳"。
　　② 钱半：抄本作"五分"。
　　③ 夏子益：名德，一名德懋，宋代医家。取师传方及经用简易得效者为10卷，家藏方2卷，附以自著《奇疾方》1卷，合为《卫生十全方》。原书佚，今有《永乐大典》辑本，计3卷。
　　④ 奇疾方：共38方，专治奇疾怪证，附于《卫生十全方》及宋吴彦夔《传信适用方》后。

之，观此可为贪欲无厌、好嗜鲜发者之戒。

白矾少许　滴醋两三匙

泡汤代茶。

黑　瘅[1]

吴左　瘅症多种，黑者属肾，肾气过损者曰女劳黑瘅。今肌肤、舌质尽黑，手指映日俱黯。强壮[2]之年，肾阳早已不举，体虽丰腴，腰软不耐少坐，脉弱神疲，纳减足冷，显然肾气伤残太甚，尚谓北路风霜所致乎？是症固非恒有，昔闻渎镇曾有人患此，遍处医治，皆曰风毒，后遇顾西畴[3]道破症名，宗湿热流入肾经主治而愈。试即以此较之，症虽同而虚实又异矣。现届深冬，姑先治本，需俟春暖阳和，再商他法。刻下赴任之举，盍早计宽缓之请。

血余四两，洗净　猪油一斤，熬至发枯，取油盛贮，一切食物中可以用油者俱用之　附子七分，制　枸杞钱半，炒　川柏一钱，炒　云苓三钱　熟地六钱　牡蛎七钱，生　兔丝[4]钱半，炒　茵陈钱半　杜仲三钱，炒

复诊　前方已服二十余剂，肌肤之黑半化，其势渐转阴黄，形神大整，胃纳加餐，且可耐劳理事矣。春令虽

---

① 瘅：通"疸"。下同。

② 壮：原作"仕"，据抄本改。

③ 顾西畴：即顾文垣，字雨田，号西畴。清代医家，著有《顾西畴城南诊治》《顾西畴方案》。

④ 兔丝：即菟丝。下同。

交，和暖未回，再拟补养脾肾，耐性调摄是妥。

人参一钱　於术钱半　沙苑三钱，炒　山药三钱，炒　杜仲三钱，炒　茵陈钱半　熟地一两　枸杞钱半，炒　兔丝二钱，炒　云苓三钱　川断三钱，炒　泽泻钱半

再诊　肤色花斑，症退阴黄，较之黑瘅浅一层矣！培植脾肾之药，已守四十余剂，形神色脉俱属平善。节令将交惊蛰，春暖之气已和，治当开泄腠理，以涤肤邪①。《内经》云：必先岁气，无伐天和。《易》曰：待时而动，何不利之有！其斯之谓欤！拟宗仲圣茵陈四逆法加减，三剂即停，接服丸药可耳。黑色退尽之时，当在夏初。

附子五分，制　白术钱半　小赤豆三钱　带皮云苓五钱麻黄五分，生　茵陈钱半　川黄柏一钱，炒

交　肠

夏右　大小便易位而出，症名交肠。当得之大怒、大饱之后，气火先为错乱，升降先为失常，以致清浊混淆，水渟不按常道而行，久则难治。

明矾七分，敲如绿豆大，用腐衣双层②包扎，淡盐汤送下，日三服，三日九服，可愈。

咳白血

江左　咳吐似痰非痰，似血非血，左脉弦劲异常。延

----

① 邪：原作"浅"，据抄本改。
② 双层：《爱庐医案》作"五层"。

临症经验方

二三

届春升木旺，木火上刑于肺，金令不肃，反为木克，更兼终日嗜酒，胃中常是熏蒸于上，肺为娇脏，岂能耐此二火之日侮？症见《医通》①，曰：咳白血不治。倘能戒酒养性，抛俗尘而怡情山水，较之服药胜多耳！否则，木叶落时，恐难飞渡。属在世交，用敢直陈，望质之高见，然乎？否乎？姑拟清降润肺，权慰目前之急。

金石斛三钱　知母钱半　杏仁三钱　燕窝屑二钱，包
川贝钱半　羚羊角钱半　竹茹钱半　枇杷叶三钱，去毛

肝厥头痛

沈右　巅顶头痛，左目失明，痛甚则厥，经事频冲，症患五六载，春季特甚焉。迩发正值春分，其势更剧，脉虚弦数，胃纳不思，左胁下痞癖攻逆，下体畏冷异常，脏阴大伤，虚阳无制，倘厥逆再勤，必至脱也。拟柔肝法，即参补纳意。

肉桂五分　乌梅肉三分，炒　煅磁石四钱　青铅一个
熟地一两　龙胆草三分　炙鳖甲七钱

复诊　症情俱减，胃纳稍进，脉犹虚弦，癖犹攻逆，厥脱之险虽缓，补纳之法尚急。

前方去龙胆，加淡吴萸三分。

---

① 《医通》：即《张氏医通》。清·张璐撰，16卷。仿《证治准绳》体例，分论临床各科疾病的证治，并附治案和方剂。

湿痰内闭

郑左　形凛汗渍，脉濡神糊，舌如傅①粉，沉睡痰逆。素系嗜酒之体，湿痰弥漫闭塞，扰乱神明所致。非陷也，闭也。慎勿开损，拟达原饮意。

茅术钱半　白芷一钱　法半夏钱半　枳实皮四分,磨,冲　草果五分,煨　厚朴钱半,制　广陈皮一钱②,炒　山茨菇③五分,磨,冲

复诊　汗渍已收，神志转清，药后呕痰盈碗，呕后渐醒，脉犹濡细，舌苔白腻。弥漫之势虽除，尚宜燥湿祛痰。仍从太阴阳明主治，参以运下。

茅术一钱　草果三分④,煨　法半夏钱半　青皮一钱,炒　椒目五分　白术钱半　厚朴一钱,制　白芥子一钱,炒,研　陈皮一钱,炒　通草一钱

假噎膈症

沈左　得食则呕，已延月余，形神疲乏，宛如格症。听其言，观其人，惟知明而动、晦而休，务农无迨者。诊脉左关弦数，右关细软⑤，舌白口苦，寒热往来，汗之有无，病者不知。盖少阳见证，原有呕恶，揆其情，任其呕

---

① 傅：通"敷"。下同。
② 一钱：《爱庐医案》作"一钱五分"。
③ 山茨菇：即山慈姑。
④ 三分：抄本作"五分"。
⑤ 细软：抄本作"细数"。

逆，以致反胃厌谷，胃气日逆，类似噎膈，实由有邪蕴于少阳，一经胃气未达。据是脉证，先泄少阳之邪为妥。拟小柴胡意，佐以辛通。

柴胡七分　半夏钱半，制　川朴七分，制　川椒二分，炒　淡姜渣五分，后下　紫苏七分　陈皮一钱　苏子一钱，炒　青皮一钱

复诊　前方本嘱服两剂，据述服后壮热大汗，湿透衣被，即思纳粥，因其效验，连服一剂，今已吃饭，惟力不充矣。诊其脉，左关已软，右脉尚细，与之和中。

党参三钱　归身钱半，炒　炙草三分　川断钱半，炒　木香三分，煨　白术钱半　柴胡三分，炒　云苓三钱　陈皮一钱

妊　娠

张右　前岁春间产女，夏季即病三疟，入秋乳汁已干，经事一经未至，屈指今春，已逾两载。夫产妇自乳，往往经停，固无足异；至若因疟而干，理或有诸。去秋疟止之后，何以经仍不至？今见纳减腹膨，形瘦面黄，遍体病态，宛然干血痨瘵，无怪病人之急欲通经。但脉滑流动，孕象约将三月，虽属脉证不符，还宜舍证从脉，拟以丸药缓图之。

胎产金丹两丸，今先服一丸，五日后再服一丸；用川断三钱，炒，煎汤送下；香砂六君子丸四钱，清晨开水送下。后闻是妇，八月内生男。

暑 热

金左　身热烦躁，有汗不解，病交五日，舌绛渴饮。平素吐红频发，感受暑热，脉濡细而表热壮。夫暑伤气，热伤阴，考《内经》云：脉虚身热，得之伤暑。今气阴并伤已甚，奚堪再与薷、藿、葛、柴以重伤之？急进立中存阴，以和其热，宗仲圣人参白虎汤加减。

人参一钱　麦冬钱半　知母钱半　生草四分　石膏五钱，生　五味七粒　藿斛七钱　粳米四钱，包　水炙桑叶钱半　白荷花露一两

复诊　热解未净，烦躁大减，舌绛较淡，渴饮亦缓，脉虚气怯，神倦嗜卧。暑热虽经清化，气阴告竭甚急，此皆虚实莫辨，戕伐过度所致。最恐血症复来，必至无从措手。刻下留恋余热，姑且置之勿论。拟补元立中为主，毓阴佐之。

人参钱半　麦冬钱半　知母钱半，炒　首乌四钱①，制　白粳米四钱，包　黄芪二钱，炙　藿斛四钱，干　枣仁钱半，炒　炙草三分

伏 邪

冯左　寒热如疟者旬日，连络无间者又五日矣。医者咸谓年老体亏，余邪留恋，参、术、地、冬之类已投七剂。诊脉洪数弹指，胸痞气粗，舌苔灰垢厚浊，脘中按之

---

① 四钱：原无，据重刻本补。

痛，胸前痦未透，日晡热甚，谵语神糊。据是脉证，有邪有滞，所闻与所见，殊属霄壤矣。但邪滞沾补，愈胶愈结，熏蒸于中，内陷最速。按法治病犹易，补救误补实难，此岂医者之忽，当自悔何以年尊也！事在危急，姑为医病。拟表里并疏，必得痦从汗达，庶有转机。

柴胡六分　前胡一钱　连翘钱半　豆卷三钱　蒌实三钱杏仁三钱　枳实七分，磨，冲　竹茹钱半　桔梗五分，磨，冲

先服莱菔汁一盏，相入白荷花露一两。

复诊　汗泄未畅，痦点未遍，胸闷依然，舌苔更厚，右脉数大有力，神志时慧时矇，矢气频转，秽浊异常。邪滞尚是胶结不通，内传之势，犹是捷径，补剂之功，盖亦伟耳！再拟前法，从少阳阳明手太阴透达。

柴胡五分　前胡一钱　杏仁三钱　枳壳①五分，磨　野蔷薇露一两，冲　葛根一钱　牛蒡钱半，炒，研　连翘三钱　桔梗五分，磨

再诊　汗畅痦布，表热较和，胸闷舒而神志亦清，右脉数而大便未通。表邪既泄，里滞宜行，拟从阳明腑分主治，仍参泄上之法。但舌苔之垢腻灰浊倍于寻②常，病将兼旬，犹未化动，后恐骤然剥落，又多变幻耳。

枳实一钱，炒　麻仁三钱　黑栀钱半　前胡一钱　凉膈散七钱，包，后下　蒌实三钱　杏仁三钱，敲　竹茹钱半，炒连翘钱半

---

① 枳壳：抄本作"枳实"。
② 寻：原作"循"，据文意改。

再诊　大便畅通之后，汗又大泄，痦布满腹，表热微矣！脉数缓矣！痞闷既舒，而渐纳糜粥，惟舌苔依然不化，当慎反覆。

桑叶钱半　枳壳七分，炒　川石斛三钱　银花钱半，炒　丹皮钱半　橘白一钱　块滑石三钱　云苓三钱

再诊　白痦畅布未回，汗亦津津自泄，热解已净，便又续通，反覆之虑可免，而舌苔骤剥，即现光红起裂，脉左细数，心烦少寐。究因邪滞久蕴，又以补剂助之，以致旋见劫阴之险。幸而痦已透，汗已畅，大腑已通，否则液涸风动，昏陷之虞至易耳！治病之难，难在握拔补救，今忽于前者往矣，履险如夷者独任耳！权拟救阴暂进，盖老年之阴气，伤则最难复者。

川连五分，水炒①　生洋参一钱　麦冬钱半　枣仁钱半，炒　云神三钱　阿胶钱半，蛤粉炒　鲜霍斛七钱②　知母钱半，炒　生草四分　丹皮钱半，炒

类　中

吴左　水不涵木，木无滋养，内风旋扰，晕仆③神昏，痰气乘机上逆，脉道因之上鱼。素属嗜酒，好尝厚味，中州之湿痰蕴酿久矣！肢麻见于前岁，已是中机微露，迄值春升，木火司令，藉烦劳过度而发，虽属乘虚所致，姑先顺气化痰，俟其气顺痰降，再商治本之法。

---

①　水炒：疑作"盐水炒"。
②　七钱：抄本作"七分"。
③　仆：原作"朴"，据重刻本改。

苏子钱半，炒，研　乌药五分　旋覆花钱半，包　黄甘菊一钱①，炭　钩勾②三钱，后下　杏仁三钱，勿研　蒺藜三钱，炒　白芥子七分，炒，研　生石决一两　竹沥一两③，相姜汁两④匙，冲

复诊　昨宵子刻⑤，神志醒豁，痰气渐降，眩晕亦平，肢体可以自主，肢末麻木尚甚。痰、火、风扰乱之后，治以毓阴熄风化痰为要，最怕呆补。

制首乌三钱　旋覆花钱半，包　丹皮一钱，炭　黑芝麻三钱　橘络一钱　淡天冬钱半，炒　黄甘菊七分，炭　石决一两，生　鲜桑枝七钱　竹茹钱半，炒

蛔 厥

吕左　吐蛔而厥者，肝邪乘胃为多。兹则脉数舌红，胃中伏火极重，蛔不安而上窜，况热深者厥亦深，治当宗苦辛寒法。

川连五分，姜炒　石膏五钱，炒⑥　知母钱半，炒　枳实七分，炒　川楝子一钱　川椒二分，炒　干姜三分　吴萸一分　半夏钱半，制

失 音

马左　风霜劳碌，叠次受凉，已化热者，蕴于肺络，

---

① 一钱：抄本作"四钱"。
② 钩勾：即钩藤。
③ 一两：抄本作"二匙"
④ 两：原作"示"，据重刻本改。
⑤ 子刻：夜半十一时至一时。
⑥ 炒：抄本作"煨"，于文意皆不通，存疑待考。

络不耐热，嗽血咽痛；未化热者，尚缩于表。肺如钟磬，金虚则鸣，金实则喑①，滞邪则为实。治从开泄法，补肺润肺之药惜早进矣！拟麻杏石甘汤加味。

生麻黄五分　杏仁三钱　射干五分　百部钱半②　羚羊角钱半③　生石膏五钱　甘草三分，生　桔梗七分④　浮石三钱，研　丝瓜络钱半⑤

产后腹痛

丁右　上腊严寒，生产受寒谅甚，当时瘀露云畅，脐下阵痛，迄今五月未止。阅所服药，皆宗"产后宜温"之例，固属近是，惜未考经穴经隧耳。譬诸锁则买矣，何以不付以匙？买者不知，卖者当知，病者难晓，医者当明。致使远途跋涉，幸遇善与人配匙者。

同研细末，饭粒为丸，均五服，每晨一服　肉桂二钱细辛五分

风　水

江左　旬日内遍体俱肿，肤色鲜明，始也原有身热，不慎风而即止，亦无汗泄。诊脉浮紧，气喘促，小溲闭，舌白不思饮。症系水湿之邪藉风邪而鼓行经隧，是以最

---

① 喑：通"瘖"。
② 钱半：抄本作"一钱"。
③ 钱半：抄本作"一钱"。
④ 七分：抄本作"五分"。
⑤ 钱半：抄本作"一钱"。

捷，倘喘甚壅塞气机，亦属致危之道。治当开鬼门、洁净府为要着。

生麻黄五分　杏仁三钱，勿研　苏子一钱①，炒，研　赤苓皮三钱　桂木五分　干浮萍钱半　苡仁三钱，生　紫菀七分大腹皮钱半　椒目五分

外用麻黄、紫苏、羌活、浮萍、生姜、防风各五钱，闭户煎浓，遍体揩熨，不可冒风。

脾瘅

陈左　《内经》论湿热蕴酿于脾胃，发为脾瘅。口甜舌腻，纳谷运迟，其味之甜非甘美也，盖五味变常所泛。古法以兰草汤主之，取芳香醒中、推陈致新之义。兹届初夏，正当湿热蒸变之际，是以脉数溲少，纳更减而形神萎困。土德不振之至，最恐中满变端，拟醒脾和胃、运湿化热主治。

白术钱半，土炒　干佩兰钱半　川朴七分，制　通草一钱草果三分，煨　西茵陈钱半②　川柏一钱，炒　苡仁三钱，炒建曲钱半，炒　半曲钱半，炒

阳越

林左　病交八日，壮热汗多，脉虚浮而中沉，两按俱空，面色㿠白，形倦③少神，喜暗畏明，懒言怕烦，一派

---

①　一钱：《爱庐医案》作"二钱"。
②　钱半：抄本作"三分"。
③　形倦：原作"舌质"，据抄本改。

虚阳外越之象。所服表散，独计麻黄已三钱矣。童质单薄，病轻药重，使之蹈虚脱之险，见亦寒心酸鼻也。急进补正回阳、固表收汗之法。

人参一钱　绵芪钱半，生　五味二分①　枣仁三钱，炒　附子五分，制　白术钱半，生　牡蛎五钱②，煅③　云神三钱　炙甘草三分

复诊　热解汗收，虚阳收敛，脉转濡细，神思大倦，幸而童体，得有转机之速。询知三房只此一子，盖亦险矣。医药一事，诚孽海也。可不慎乎！

人参一钱　黄芪钱半，蜜炙　五味子二分　云神三钱　炙草五分④　於术钱半　山药三钱，焙　制首乌三分⑤　枣仁三钱，炒

寒缩肝胃

陆左　左脉不和，口苦舌白，半月以来，纳日减，神日倦，自谓望八之年，衰老无疑，向医讨补，竟与之补，孰知早春之寒，缩伏于肝胃之枢。宜从少阳宣泄，虽非补剂，三服可望霍然。劝翁勿药有喜。

柴胡四分　白术一钱，炒　白蔻仁三分，研，冲　青皮五分，炒　云苓三钱　干姜三分　川椒十五粒，炒　六神曲三钱，

---

① 二分：抄本作"三分"。
② 五钱：抄本作"七钱"。
③ 煅：原作"煨"，据抄本改。
④ 五分：抄本作"四分"。
⑤ 三分：抄本作"三钱"。

炒　陈皮七分，炒

瓜果伤中

谢左　腹痛便溏，脉细舌白，凉风已至，犹嗜瓜果，倘奔走劳碌者尚可运行，兄系呆坐书算，岂不停顿？况涉房事未远，肾阳未复，肾为胃之关，脾胃为表里，腹痛尚小恙也，后当慎之！拟仿大顺散意加减。

煨肉果[①]三分　淡干姜三分，砂炒　砂炒杏仁三钱，带皮　煨木香四分[②]　炒白术一钱　酒炒独活一钱　酒炒青皮五分　酒炒柴胡三分

太阴三疟

刘左　三疟两载，形瘦腹胀，始也尚能强纳，兹则厌谷不思，脉濡便溏，腿足浮肿。素系劳力之体，不恃谷食而酒肉是饱，中气常亏，疟邪久恋，虚益虚而病益深矣！拟补正敌邪，分期以进。

茅术一钱　柴胡四分，酒炒　藿香钱半　常山五分，炒　草果三分，煨　青皮七分，炒　川朴五分，制　木香三分[③]，煨　鳖甲煎丸七粒，药送下

用井河水煎，来期预时服。

上潞党参三钱　煨肉果四分　干佩兰钱半　陈皮一钱

① 肉果：抄本作“草果”。
② 四分：抄本作“一钱五分”。
③ 三分：抄本作“五分”。

土炒白术钱半　煨木香四分　制半夏钱半　青皮五分^①

空期服。

肠 覃

金右　腹^②满如妊，经水按期而至，迩将九月，起居胃纳如常，专科曰鼠胎^③，十二月乃产。诊脉细小，腹无胀坠。考《内经》曰：妇人重身，何以别之？对曰：身有病，而无邪脉也。又曰：手少阴脉动甚者，妊子也。以外似妊而非妊者，分条并及。曰：月事以时下者，名肠覃；月事不以时下者，名石瘕。肠覃生于肠中，不妨月事；石瘕生于胞中，故妨月事。由此论之，是即肠覃。既曰专科，乃昧于圣经，而以不经之谈为证据乎？拟按经旨勿攻夺之意着想，其惟和理气血，聊佐推敲。

老苏梗钱半　桃仁三钱，炒，勿研　丹皮钱半，炒黑　瓦楞子一两，生　陈香橼一钱　归须钱半　橘核三钱^④，炒　瓜蒌仁三钱

咳 嗽

王左　冬月咳嗽，极似着寒，嗽阵急而痰涌白腻，腹膨胀而便溏溲短，脘膈鸣响，脉濡舌白，全是一派湿象。何以发于冬令？意者今秋阴雨过多，水退极迟，水湿之气

---

①　五分：抄本作"一钱"。

②　腹：原作"復"，据抄本改。

③　鼠胎：又名"盛胎"，即激经。妊娠后月经按时而来，而无伤胎儿。

④　三钱：抄本作"二钱"。

感而伏焉。《内经》原有"秋伤于湿，冬生咳嗽"之文，余幼时读到此篇，尝疑其"湿"字，或应"燥"字，今见是症，信有诸矣！夫惟学然后知不足，读书虽易，会悟最难耳！拟以轻宣泄化之法。

苡仁三钱，生　通草一钱　干佩兰一钱　蔻壳①七分　旋覆一钱②，包　杏仁三钱，勿炒　赤苓三钱　大腹皮钱半　苏子五分，勿研　橘络七分

晨　泻

倪右　五载晨泻，起自产后，纳减形瘦足浮，日甚一日，培中分利之药遍尝罔效。询系每在五鼓③，必腹中雷鸣切痛，晨起一泻之后，痛除而竟日安然。脉已濡细，又非挟滞，其痛也，始终不更；其泻也，不专责于脾矣！产之时，痧子④杂来，产后五年中，风痧频发，个中有奥妙焉！且不道破，俟同学见之一想。

白术钱半，土炒　荆芥炭一钱⑤　防风一钱，炒　霞天曲⑥钱半，炒　肉果四分，煨　桎柳炭钱半　桔梗一钱　丹皮炭一钱　生甘草三分　小赤豆三钱

复诊　五载之累，一朝顿释。盖晨泻⑦一症，腹膨胀

---

① 蔻壳：抄本作"枳壳"。
② 一钱：抄本作"一钱五分"。
③ 五鼓：即五更。
④ 痧子：麻疹的俗称。
⑤ 一钱：抄本作"五钱"。
⑥ 霞天曲：半夏曲的一种。为半夏等药和霞天胶制成的曲剂。
⑦ 晨泻：原作"泻晨"，据本案病名改。

则有之，而必雷鸣切痛者特少，是以不专责于脾虚，而旁敲侧击，庶得窥其真谛。信哉！临证之"望闻问切"四字不可缺一也。兹既幻想①见效，不必更以方药，就原方再服十剂，可以拔其根②矣。

风毒伏肺

孙右　哮症数年，交秋必发，发则淹延兼旬，需见如胶如饴之痰则平。梦兰先生调治多年，为斯疾之异也而问道于盲。询其数载中起居，平昔所畏者热，所喜者凉，而鲜发未慎③，膏肓之俞，平静之日常冷，发作之时灼热。夫肺脏属金，金旺于秋，伏风层叠蕴络，延为风毒，清虚之脏，性娇且洁，奚肯容其盘踞于络？是以藉旺令必与之争衡耳！风为阳邪，其性易于化火、化热，是以发病之际，背俞灼热，而目亦赤焉。预拟一方，俟临发时服之；夏季沐浴，常以百部浓煎，畅熨其胸背，务使津津有汗最佳。管见若此，妥否俟裁！

生麻黄三分　紫菀五分　百部一钱　枳壳五分，炒　射干三分　羚羊角一钱，镑　杏仁三钱　前胡一钱　橘络七分　土贝三钱　丝瓜络一两　冬瓜子五钱④，二味煎汤代水，三四剂为则，勿过服

---

① 幻想：抄本作"服而"，于义为长。
② 根：原作"更"，据抄本改。
③ 而鲜发未慎：此5字抄本无，疑衍。
④ 五钱：抄本作"三钱"。

春 温

毕左　身热据述解在两候，仅以不纳不便为病。诊脉弦数，舌根灰腻，胸脘痞闷，汗未曾达。询系先辈曾误服柴胡，后人永不敢尝。今乃少阳阳明邪滞互阻，柴胡为少阳泄邪要药，何能拘疑？若不早为泄邪通滞，势必陡然内陷之变。拟表里并疏，切勿因循玩怠。

柴胡五分　枳壳五分，磨　杏仁三钱　陈皮一钱　豆卷三钱　连翘钱半　桔梗一钱　前胡二钱

复诊　汗稍泄，胸闷更甚，痞不畅，壮热神糊。病已兼旬，邪滞乍动，跃跃欲陷之势已见，邪滞之久蕴可知矣！病情正当猖炽，何敢擅许坦途！

柴胡六分①　枳实五分，磨　连翘钱半　丹皮钱半　蔷薇露一两，冲　葛根一钱　蒌实三钱　竹茹钱半，炒　黑栀钱半　真珠粉三分，研细，调服

再诊　汗已畅达，疹痞大透，表热渐将解矣。脉缓闷除，舌未化而频转矢气，大便之下不迟也。拟转清泄法，参以润下，冀其腑分一通，庶无变幻。前此可谓养病以待其变，幸而速与透达，不②则懊悔莫及。

桑叶钱半　枳实一钱，炒　杏仁三钱　丹皮钱半　竹茹钱半，炒　豆卷三钱　蒌仁三钱　麻仁三钱　黑栀钱半　连翘钱半③

---

① 六分：抄本作"三分"。
② 不（fǒu）：否。
③ 钱半：抄本作"三钱"。

内伤脾胃

朱左　年将及冠①，体貌未扬，腹满且硬，大便溏结不常，瓜果生冷，一向性之所好。童质内伤脾胃，即是疳膨食积，反有食不厌饱之态，蛔已病矣。消克太峻，恐损伤难复，拟培中疏中并进，麦食、生冷切宜痛戒。

白术钱半，土炒　川连五分，酒炒　乌梅肉二分，炒枯　枳榔②三分　肉果四分，煨　川椒二分，炒　川楝子七分　枳实③五分，炒　五谷虫钱半，炒　鸡内金钱半，炙

食　复

汪左　湿温乍愈之时，强食太牢，虽曰未多，病热又复，冒险之至，后当自慎。拟宗“食复”例分消。

淡豆豉三钱　枳实一钱，炒　莱菔子三钱，炒　陈皮一钱　黑山栀钱半　查炭三钱　广藿梗钱半　苏梗钱半　陈稻柴一握，洗净，煎汤代水

呕　血

马左　素禀躁急，酷嗜麦食，而勿尝谷食者，盖有年矣。夫肝用有余之体，而麦为肝谷，致使刚脏大失和平，血呕盈盆，纯是紫色凝块，呕后火升，肝阳有升无降，但肝为藏血之脏，将军之性，不动则已，动则猖獗，若不向

---

① 及冠：指男子年满二十。古代男子二十岁行冠礼，故名。
② 枢榔：即槟榔。下同。
③ 枳实：抄本作"枳壳"。下同。

静思顺，再多恼怒，难料其不复。盖气又为血之帅也。拟苦降直折之法。

龙胆草三分，盐水炒　川连五分，盐炒①　川楝子一钱
生地炭四钱　真芦荟五分，烊入　乌梅二分，炒枯　炙石决一
两　藕节炭三钱　青铅一个

疫　症

吴左　壮热神糊，陡然而发，脉数大而混糊失序，舌
垢腻而层叠厚布，矢气频转，小溲自遗，脘腹按硬，气粗
痰鸣，既非寻②常六气所感，亦非真中、类中之症。观其
溅溅自汗，汗热而不粘指，转侧自如，四体无强直之态，
舌能伸缩，断不近中，设使外感，何致一发即剧，而安能
汗肯自来？倘宗伤寒法"先表后里，下不厌迟"之例，待
其毙矣！曾读吴又可③先里后表、急下存阴之论否？盖是
症也。一见蓝斑，胃已烂而胞络已陷，迅速异常。盍早议
下，尚可侥幸，诸同学以为然否？

生军八钱，后下　厚朴一钱，制　淡芩钱半④　槟榔五分⑤
枳实⑥一钱，磨，冲　草果四分，煨　知母钱半　陈皮一钱

复诊　神志时清，表热自汗，腹犹拒按，矢气尚频，

---

① 盐炒：疑作"盐水炒"。
② 寻：原作"循"，据抄本改。
③ 吴又可：名有性，明末姑苏洞庭（今江苏吴县）人。著《瘟疫论》，创立"疠气"学说。
④ 钱半：《爱庐医案》作"一钱"。
⑤ 五分：抄本作"四分"。
⑥ 枳实：抄本作"枳壳"。

便下黏腻极秽者未畅，小溲点滴如油，脉数略有次序，舌苔层布垢浊，胃中泛滥蒸变之势，尚是凶勇，必得再下，需俟里滞渐楚，然后退就于表。吴又可治疫之论，盖亦阐发前人所未备，甚至三下而退走表分者，若作寻①常发热症治之，岂不谬乎！

生军五钱，后下　枳实②钱半，炒　银花二钱，炒　知母钱半，炒　厚朴一钱，制　川连五分，炒　丹皮钱半　滑石三钱　元明粉钱半，后下

再诊　大腑畅通，悉是如酱如饴极秽之屎。腹已软而神已爽，表热壮而汗反艰，舌苔半化，脉数较缓，渴喜饮热，小溲稍多，此际腑分之蒸变乍平，病邪退出表分，当以疏达。先里后表之论，信不诬也！

柴胡五分　枳实一钱，炒　川朴七分，制　通草一钱　法半夏钱半　藿香钱半　连翘钱半　陈皮一钱　赤苓三钱　大腹皮钱半，洗

再诊　表热随汗就和，舌苔又化一层，脉转细矣！神亦倦矣！病去正虚之际，当以和养中气，佐轻泄以涤余热，守糜粥以俟胃醒，慎勿以虚而早投补剂，补之则反覆立至也。

桑叶钱半　川石斛三钱　炒扁豆三钱　陈半曲钱半，炒豆卷三钱　炒橘白一钱　炒苡仁三钱　粉丹皮钱半　生草三分

---

① 寻：原作"循"，据文意改。
② 枳实：抄本作"枳壳"。

伤 寒

朱左　发热恶寒，头项强痛，无汗胸痞，脉浮紧细。症属正伤寒，南方所罕见。询系连朝营墓辛勤，届在严寒，旷野深受①。太阳表证悉具，宗仲圣"不汗出而烦躁者大青龙汤主之"。

麻黄五分，生　杏仁三钱，勿研　生姜五分　大枣二枚②防风一钱　桂枝五分　石膏三钱，生　甘草三分　羌活七分

复诊　病甫两日，太阳证未罢，而阳明少阳证已悉具，可知南人禀赋柔弱，其传经之迅速若此。汗既未畅，拟三阳并泄。

麻黄四分，生　柴胡四分③　白芷七分　连翘钱半　姜渣五分　葛根七分④　羌活五分　杏仁三钱　黑栀钱半　大枣一枚⑤

再诊　汗畅热解，烦躁已除，脉转细小，形疲体酸，嗜卧而思纳谷矣。其发也凶悍，其传也迅速，其退也亦易易，究属质弱易感易达，不若北方之风气刚劲，禀赋厚而腠里⑥实，必至传遍六经乃已。是症若宗三时六气治之，势必淹缠几候耳！拟和营卫法。

---

① 受：此后抄本有"大寒"2字，于义为长。
② 二枚：抄本作"三枚"。
③ 四分：抄本作"五分"。
④ 七分：抄本作"五分"。
⑤ 一枚：《爱庐医案》作"三枚"。
⑥ 里：通"理"。下同。

桂枝四分① 秦艽钱半，炒 橘白一钱，炒 姜渣三分，后下 防风七分 桑枝五钱，酒炒 云苓三钱 黑枣一枚②

贲③ 豚

胡左 少腹块磊，上攻腹脘，其力猛而痛势剧，转瞬之间，腹中鸣响，则块磊一阵向下即平。症名贲豚者，因其性情踪迹行止，类似江猪耳。然考其症有三：犯肺之贲豚属心火；犯心之贲豚属肾寒；脐下悸，欲作贲豚者，属水邪。今系肾水寒邪所发，体属阳亏所致，拟以真武汤参贲豚汤意。

云苓五钱 川芎五分 小茴五分，炒 归尾一钱④，炒 附子五分，生 白芍一钱，炒 橘核三分⑤，酒炒 半夏钱半⑥，制 李根白皮一两许，煎代水⑦

呃

邱左 身热未止，骤来呃逆。呃之势，震动卧床；呃之声，闻之客坐。今已六日，热虽解矣，呃犹极甚。询其来由，系半夜口干思饮，健者嗜卧，懒为烹茗，答曰：茶已冷。未几，又睡着。欲饮者，料为煮热，答应者，仍在

---

① 四分：抄本作"五分"。
② 一枚：《爱庐医案》作"二枚"。
③ 贲：通"奔"。下同。
④ 一钱：抄本作"一钱五分"。
⑤ 三分：抄本、《爱庐医案》均作"三钱"。
⑥ 钱半：抄本作"一钱"。
⑦ 云苓五钱……李根白皮一两许，煎代水：抄本有"生麻子五分"。

梦中，半晌不见茶来，渴愈甚而气火升腾，大声疾呼之下，健者强起应之，仍是答以茶已冷，怒气勃勃，就冷饮之，呃随是起。其为气逆作呃也显然，与肾虚呃逆者迥异。但呃最伤胃，且易变喘，亦非小恙也。姑与顺气通降之法，即能平善乃妥。

淡吴萸二分① 旋覆钱半，包 乌药五分 白石英四钱 炒川椒二分② 苏子一钱③，炒，研 沉香七分④，屑 生石决一两 法半夏一钱

复诊 呃逆已平，语形气促，胃气伤而涉肾关矣，喘将作之证也。诊脉关尺俱浮，元海根松，喘来即脱，极险之机，从何施设⑤？拟丹溪法，填纳下元，急则治本之想。

大熟地六钱 杞子一钱，炒炭 沉香一钱，屑 磁石四钱⑥，煨 台参须一钱 杜仲三钱，炒 龟版⑦一两，炙 牡蛎七钱⑧，煨 坎炁⑨一条，洗 蚧尾一对，炙

再诊 呃未复而喘未作，关尺之脉已向平，语言稍舒，胃纳不逆，病机只缘一怒，险关几难逃脱，若非眼明手快，此际不知如何！

原方再服两剂，当更易处再议。

---

① 二分：重刻本作"三分"。
② 二分：重刻本作"三分"。
③ 一钱：重刻本作"三钱"。
④ 七分：抄本作"五分"。
⑤ 设：抄本作"治"，于义为胜。
⑥ 四钱：抄本作"四分"。
⑦ 龟版：即龟甲。下同。
⑧ 七钱：抄本作"一两"。
⑨ 坎炁：即干燥脐带。

痹　症

　　毛左　四体疼痛，遇冷则发，甚至颈项强直，右臂不能高举。症得五载，咸谓气血就亏，而一向服补，有增无减。症由风、寒、湿三气杂受，始于筋络经隧，渐侵骨节，痹症已成，尚恐及痿。《内经》曰：风气胜者为行痹，寒气胜者为痛痹，湿气胜者为着痹。痹久延痿，痿久延瘫，日渐日深之病也。岂易骤拔？姑与宣络泄邪。

　　威灵仙一钱，酒炒　羌活五分①　秦艽钱半，炒　鲜桑枝二两，酒炒　旋覆花钱半，包　独活一钱，酒炒　狗脊钱半，炒　油松节一两，劈。二味煎汤代水

暑　热

　　石左　表热微汗自泄，气馁脉濡，神倦言懒，消散连与，气阴愈耗。曾见圣经"脉虚身热，得之伤暑"之文义否？夫暑伤气，热伤阴，高年气阴就衰，不耐暑热交加，纵使高堂广厦，难禁口鼻吸受，奚必奔走日中，而后暑热可侵。盖夏令之感受最杂，务审来由，以投药石；倘强逼其汗，过戕其中，不但表热不解，窃恐意外之变幻不旋踵而至矣。拟仿东垣清暑益气法，去其疏泄，以立中为主，必得应手乃妥。

　　人参一钱　白术一钱　五味七粒　归须七分　炙草三分

---

① 五分：抄本作"一钱五分"。

黄芪一钱，蜜炙①　麦冬一钱②，米炒　枣仁一钱，炒　升麻二分

复诊　表热又微，自汗尚多，呵欠频来，呃忒间作，神思益倦而语更懒矣。脉虚且软，而溲反勤矣。昨已进补，犹且虚波叠至，设再消散，今将补救莫及。急拟温补，护真阳而建立中气，为目前之要着。

人参钱半　黄芪钱半，蜜炙　五味十粒　丁香二只　大枣一枚，劈　桂枝三分　枸杞一钱，炒黑　炙草四分　白芍一钱，炒　姜渣三分，后下

再诊　自汗已收，身热已净，神思来复，呵欠呃忒并止，脉犹濡细，溲便之勤未减。中下两亏，气阴俱乏③，再拟脾肾双补法。

人参一钱　熟地五钱，炒炭　山药三钱，炒　益智五分，煨　炙草三分　於术钱半④　枸杞一钱，炒　萸肉一钱，炒　云神三钱⑤

中　暍

顾左　膏粱之体，岂耐疲劳于赤日？暑热之气，乘虚吸受于脏腑，致晕仆途间，神志且矇，所幸舌本不强，小溲未遗，脉浮数，尚是中暍之轻者。先与西瓜汁畅饮，拟

---

① 蜜炙：原作"水炙"，据此后复诊方剂黄芪炮制方法改。
② 一钱：抄本作"二钱"。
③ 乏：原作"之"，据抄本改。
④ 钱半：抄本作"三钱"。
⑤ 三钱：抄本作"两钱"。

以生铁落饮开泄之。

生铁落二三两，淘净，用铁锤同铁落于擂盆内和以开水，磨汁，饮之。

血　痢

计左　暑湿热病下痢，始系赤白相杂，昼夜数十余次，旬日后痢虽减，而纯下血矣。盖痢症之门，诸法毕备，虚实并涉，全凭六经证据。今已伤及肝肾，病情最深，非易治者。姑先清热存阴，宗"厥阴下痢"之条，拟白头翁汤，复以黄连阿胶汤意。

白头翁三钱　川连五分①，水炒②　川柏一钱，盐水炒　丹皮炭一钱③　北秦皮钱半　阿胶钱半，蛤粉炒　白芍钱半　地榆炭一钱④　干荷蒂三个

复诊　下血较昨虽半减，而其来必阵下，肠中已无堵塞之象，肾关亦见下撤之势，最恐转脱，拟宗昨方参桃花汤加减。

赤石脂四钱　川连四分，水炒⑤　阿胶钱半，蛤粉炒　地榆一钱，炭　干姜炭五分　川柏一钱，炒　白芍钱半　丹皮一钱，炭　炙甘草三分　白粳米四钱，包

另以赤石脂二钱⑥，研末，随煎药吞下。

① 五分：《爱庐医案》作"一钱"。
② 水炒：疑作"盐水炒"。
③ 一钱：重刻本作"钱半"。
④ 一钱：《爱庐医案》作"二钱"。
⑤ 水炒：疑作"盐水炒"。
⑥ 二钱：抄本作"三钱"。

再诊　血下缓而大减，脉微①神倦，气阴并乏矣。堵塞存阴之法尚不可彻，拟就昨方加立中意。

原方加人参一钱，另煎冲入。

疝　气

陈左　数载疝疾，与年并深，始则因寒因湿，继涉肝虚肾乏。考《内经》论疝，责之八脉，后贤阐发，又以七疝各分经次之，寒热虚实久暴诸法可谓详且明也。今疝发之时，喘且汗，肝肾之虚、八脉之亏明矣。拟顾本温运法，参入辛香通肾之意。

肉桂三分　细辛二分　独活一钱，酒炒　香附钱半，酒炒，研　熟地五钱②，炒枯　小茴五分，炒　橘核三钱，酒炒　沉香四分③，屑　牛膝四分，炒　茯苓钱半　杜仲钱半，炒

上方五服，后以十服为末，泛丸继之，每朝三钱，开水送下。

瘰　痰

施左　恼怒悒郁，内火自生，火能烁痰，气结痰凝，火之性上炎，痰随之上窜，结核成串于左项，安保右项之不发？壮年朴实之体而得斯疾，良亦偏于性情之固执也。倘能暂抛诵读，专以舒闷畅怀为事，则瘰痰之消犹可计日而待。盖不若自戕本元者之水亏火旺，而烁痰成串也。谚

---

① 脉微：抄本作"脉数"。
② 五钱：抄本作"一钱五分"。
③ 四分：抄本作"五分"。

云：见兔顾犬，未为迟也。夫意必固我，圣人犹且绝焉！设听其络内四窜，久延必至于溃，则终身之累矣，后悔莫及。聊赠数言，然乎？否乎？

旋覆钱半，包　白芥子七分，炒，研　海藻钱半　橘络一钱　苏子一钱，炒，研　白杏仁三钱　昆布钱半　香附钱半，酒炒，研　竹茹钱半，水炒①　丹皮钱半

复诊　通络化痰、利气开郁之方，已投七②服，左项痰核软而可推，余络未窜，脉仍弦数，大便五日不行，内火犹炽，再拟化痰通络法。

旋覆花钱半，包　海藻钱半　山甲七分，炙　黑栀二钱　鲜竹沥一两，冲　昆布钱半　鳖甲五钱，炙　丹皮钱半　白芥子七分，炒，研　瓜蒌皮钱半

再诊　前拟之方，又服五剂，痰核已消三粒，所剩四粒亦软而小，其势不至四窜矣。脉弦软小，大便既畅，再拟化消，以冀速除。方药虽经奏效，半藉怡养工夫之力耳！前所赠言，平日思之，可杜其复。

旋覆花钱半③，包　橘络一钱　山甲七分，炙　川楝子一钱④　鲜竹沥一两，冲　土贝三钱　昆布二钱⑤　海浮石三钱，研　丹皮钱半　黑栀钱半

---

① 水炒：疑作"盐水炒"。
② 七：抄本作"六"。
③ 钱半：《爱庐医案》作"一钱"。
④ 一钱：抄本作"三钱"。
⑤ 二钱：《爱庐医案》作"一钱"。

暴 聋

陆左　恼怒动肝，气火升腾，大声疾呼之余，左耳鸣响失聪，脉弦口苦，舌黄苔糙，肝胆火升不降，恐至扰及血分，静养旬日，可望其复。拟咸①苦入阴法，参酸苦泄热意，俾得平顺乃妥。

龙胆草三分，炒　乌梅二分，炒　川楝子一钱　丹皮钱半，炭　小川连五分，盐水炒　黄菊一钱，炒　炙石决一两　黑栀二钱　乌药五分　青铅一枚

消 症

曹左　乍纳又饥，消烁迅速，如火之燎于原，凡物即为灰烬。病此半月，肌肉尽削。询系失意事多，焦思内火日炽，胃液干涸，脏阴伤损，而冲斥之威难以扑灭耳！姑拟玉女煎加味。

大生地一两，片　麦冬三钱　元参钱半　阿胶钱半，烊入　生石膏一两　知母二钱②　生草一③钱　白芍钱半，炒　女贞子钱半　旱莲草一钱

复诊　两进甘凉救液，大势仅减二三，渴饮反甚，溲浑而浊，上中之消，又传到肾消矣。三消并涉，津液必至告竭，症情极险，再拟从治之法。宗河间甘露饮加减，必得十减七八乃幸。

---

① 咸：原作"盐"，据文意改。
② 二钱：抄本作"三钱"。
③ 一：原无，据抄本补。

人参一钱，另煎　熟地六钱，片　石膏七钱，生　白芍钱半，生　肉桂五分，另煎　生地八钱，片　麦冬三钱　炙草①五分　川柏钱半②，盐水炒

再诊　从治之法，始也依然，继则大减，药三进而纳日退矣。小溲混浊转清，舌苔光红亦淡。拟宗前方小其制，仍守上、中、下三消并治。

人参一钱，另煎　熟地八钱，片　川连③五分，盐水炒　乌梅肉三分，炒　肉桂三分④，另煎　生地四钱，片　川椒廿一⑤粒，炒　炙甘草五分⑥

再诊　连进顾本从治之法，并参苦辛酸安胃，允称应手。今胃纳安常，诸款皆平，而津液之受伤若燎原之场矣。善后之法，是当立中毓阴以望其复。

人参一钱　生洋参钱半，去皮　天冬钱半　知母钱半，炒　熟地五钱　北沙参三钱　麦冬钱半　霍斛四钱⑦，干　炙甘草三分

黄　疸

孙左　遍体发黄，其色鲜明，口渴脉数，症属阳黄。因胃中瘀热，热处湿中，蒸于内而发于外也。治与阴黄

---

① 炙草：抄本作"生甘草"
② 钱半：抄本作"一钱"。
③ 川连：抄本作"川柏"。
④ 三分：抄本作"七分"。
⑤ 廿一：抄本、《爱庐医案》均作"廿"。
⑥ 人参……炙甘草五分：《爱庐医案》有"麦冬二钱"。
⑦ 四钱：抄本作"一钱五分"。

异，拟苦辛寒泄化为主。

干佩兰钱半　川连五分，姜汁炒　滑石三钱　陈皮一钱，炒　制川朴一钱　淡芩一钱，姜汁炒　茵陈二钱①　建曲钱半，炒　小赤豆四钱　赤苓皮二钱

鼻 衄

谢左　鼻衄盛发，成流不止者已三日，面赤，足冷至膝，脉数，寸关犹甚。血去过多，心荡神驰，阴亏内热之体，厥阳化火上逆，扰动脉络，血行清道而灌注，从高而下，非若吐红之易定。血有几何？岂堪长流？拟宗内因五志之火升腾所致，以凉血补降一法。

犀角七分，镑　川连五分，盐水炒　女贞子钱半，炒　龟版一两，炙　熟地七钱②，片　阿胶钱半，蛤粉炒　旱莲草一钱　磁石五钱，煅③　青铅一枚④　牛膝七分⑤，盐水炒

复诊　鼻衄虽止，面色唇口㿠白，虚阳虽降，额汗心悸畏明，脉虚而数，舌光而振。气乏血涌，血无气护，阴阳脱离之象，气血涣散之险，急进双补，使其依附有归，佐咸⑥降酸收以摄之。

人参一钱　天冬钱半　秋石二分，烊入　枣仁三钱，炒

① 二钱：抄本作"三钱"。
② 七钱：《爱庐医案》作"六钱"。
③ 煅：原作"煨"，据抄本改。
④ 一枚：抄本作"一两"。
⑤ 七分：《爱庐医案》作"一钱五分"。
⑥ 咸：原作"盐"，据文意改。

熟地一两，片　阿胶钱半，烊入　杞炭七分①　白芍钱半，生
云神三钱　南枣二枚

䐜　胀

潘右　脘腹胀逆，溲便秘阻，脉细舌白，泛酸呕涎。
寒湿互阻于肝胃，无形之气所痹着。询其腹软，可知非
滞。泄化之法当进，推荡之药何意？

淡吴萸二分　干佩兰一钱　椒目五分　腹皮钱半，洗
北柴胡四分，醋炒　制川朴七分　通草七分　独活一钱，酒炒
青皮五分②，炒　香橼一钱

眩　晕

吕左　眩晕多年，每于湿蒸之际甚发。今③初夏潮湿
过重，发亦频频。诊脉濡细，舌苔腻白。考古法眩晕一
症，概从《内经》"诸风掉眩，皆属于肝"之论，大旨不
外乎风阳上旋，辨别挟火、挟痰之治。今按脉证，乃湿郁
上泛，挟痰腻膈所致，固前人未经论及，而临证亦罕见
也。拟辛香运中，以化湿化痰主之。

茅术一钱　川朴一钱，制　旋覆花钱半，包　苏子钱半，
炒，研　草果四分，煨　半夏钱半，制　白芥子七分，炒，研
陈皮一钱，炒　椒目五分　赤苓五钱

复诊　眩晕不复，舌白依然，脉濡便溏，脘中较爽。

①　七分：《爱庐医案》作"三钱"。
②　五分：抄本作"一钱五分"。
③　今：《医案精华》作"今年"，于义为长。

信系体肥多湿，嗜酒多湿，卧于地坑之上亦感湿，好饮冷茶亦停湿，倘泥于古法而投滋降，不亦远乎！再拟昨方加减，仍守太阴阳明主治。

茅术一钱　草果五分，煨　干佩兰钱半　制半夏钱半白术钱半，土炒　藿梗钱半　制川朴一钱　旋覆花钱半，包陈皮一钱，炒　通草一钱

痛　经

邵右　痛经数年，不得孕育，经来三日前必腹痛，腹中有块凝滞，状似癥瘕、伏梁①之类，纳减运迟，形瘦神赢。调经诸法，医者岂曰无之？数载之中，服药亦云无间，何以漠然不应？询知闺阁之时无是痛，既嫁之后有是疾，痛之来源良有以也。是症考古却无，曾见于《济阴纲目》②中载及，姑勿道其名目，宗其意而立方，不必于平时服，俟其痛而进之，经至即止，下期再服。

荆三棱一钱，醋炒　延胡钱半，醋炒　香附钱半，生，研制军一钱　蓬莪术一钱，酒炒　桃仁三钱，勿研　归身钱半，炒　枳实七分，炒　丹皮钱半　川芎四分，炒

复诊　前方于第二期经前三剂，经来紫黑，下有似胎非胎长形者一块，迄月不复痛而经至矣。盖是症亦系凝结于胞中者，今既下矣，复何虑乎？

柴胡三分，醋炒　白芍钱半，炒　川石斛三钱　川芎五分，

---

① 伏梁：病名。指脘腹部痞满肿块一类疾患，多由气血结滞而成。
② 济阴纲目：明代武之望撰。该书对妇科各种病证，尤其对胎前诸疾和产后诸病论述颇为精详。

炒　白术钱半，生　归身钱半，炒　粉丹皮钱半　橘白一钱，
炒　炒谷芽一两，煎汤代水

淋　浊

周左　诵读过劳，心阳炽而吸引肾水，肾气不固，淋
浊杂下，溺必茎痠①，忍则茎痛。任脉乏约束之权，肾脏
系藏精之重②，其堪伤乎？治宗通补，倘过投固涩，又虑
瘀滞之变幻耳！

熟地五钱，炭　丹参钱半，炒　远志五分，炭　川柏一钱，
盐水炒　龟版一两，炙　天冬③钱半，辰砂拌　枣仁钱半，炒
丹皮钱半，炭　车前子钱半，炒　淡竹叶二钱④

复诊　前方五服后，淋浊虽未减，溺时痠痛较缓，脉
左弦数略平，迩在敝郡，散步怡情，亦涵养心肾之一助。
但是症欲速不能，必使由渐就减，庶是王道治法。盖精欲
其藏，浊惧其凝，是以补之中当寓以通意，往往骤投固涩
而致变幻耳！

熟地七钱，片　天冬钱半　潼蒺藜钱半，炒　云神三钱，
辰砂拌　川柏钱半，盐水炒　麦冬钱半　丹参炭一钱⑤　车前
三钱，炒　泽泻钱半⑥

再诊　淋浊大减，溲转色赤，心火有下泄之机，肾气

---

① 痠（suān）：酸痛。
② 重：抄本作"室"。
③ 天冬：抄本作"茯苓"。
④ 二钱：抄本作"一钱"。
⑤ 钱：此后原衍"钱"字，据文意删。
⑥ 熟地……泽泻钱半：抄本有"炒枣仁三钱"。

有闭蛰之征，拟以前方略佐苦降。

熟地一两，片　天冬三钱　川连三分，盐水炒　枣仁三钱①，炒　龟版一两，炙　杜仲三钱，盐水炒　川柏一钱，盐水炒　云神三钱②　苡仁三钱③，生　泽泻钱半

噎膈反胃

邹左　望六之年，气阴就衰，犹是操劳过度，事多不遂时风，每致自恼而得是症。夫食难下咽曰膈，食下梗塞曰噎，朝食暮吐、暮食朝吐曰反胃。今见证悉具，若见便艰，关格④成矣。脉细而涩，舌白厌饮，姑进温润，以舒胸阳，降逆以顺气机。急宜向静勿劳，屏⑤却思虑，或冀药饵见功。

肉桂四分⑥　荜茇五分　法半夏钱半　苏子七分，炒，研　吴萸二分　川连三分，姜汁炒　黑芝麻三钱　乌药五分　沉香汁三小匙⑦，冲　甘蔗汁一小杯，冲

复诊　温润降逆之法，连服三剂，汤饮与粥不致阻塞，舌苔转红，脉转细数，下体畏冷胜常。阳亢于上，阴衰于下，二气之失和极矣。治上治中碍阴，顾阴顾液碍

---

①　三钱：抄本作"一钱"。
②　三钱：抄本作"二钱"。
③　三钱：抄本作"二钱"。
④　关格：指由于脾肾虚衰、气化不利、浊邪壅塞三焦而致小便不通与呕吐并见为临床特征的危重病证。分而言之，小便不通谓之关，呕吐时作称之格。多见于水肿、癃闭、淋证的晚期。
⑤　屏：摒弃。
⑥　四分：抄本作"五分"。
⑦　沉香汁三小匙：抄本作"沉香屑三钱"。

胃，仍守温润。

　　肉桂四分①，作丸吞　戈制半夏②一钱　甘蔗汁一小杯
柏子仁三钱　荜茇五分　鲜生地汁两许　麦冬汁半两许③

　　再诊　温润又投两服，反胃三日未来，试尝饭食亦
受，舌红较淡，畏冷亦和。阴衰阳亢之象虽减，而二气之
亏已甚，再拟温补。

　　肉桂四分，另煎　生地五钱　干姜三分　川椒十五粒，炒
云苓三钱　附子四分，制　天冬钱半　川连三分，水炒④　乌
梅一个，炒　乌药三分

喉痹

　　夏右　咽痛音哑，上冬入春未愈，迩多咳嗽，呛甚又
增咯血，则音更哑而咽更痛，火升于上，水亏于下，肺肾
并病，劳怯显然。所恃经水尚能按期，胃纳犹可适中，或
能服药见效耳！

　　生洋参钱半，去皮　麦冬钱半　叭杏⑤三钱　竹茹钱半，
水炒　燕窝屑二钱，包　川贝钱半　元参一钱　霍斛四钱，干
生石决一两　枇杷叶三钱，去⑥毛

---

　　①　四分：抄本作"五分"。
　　②　戈制半夏：系旧时苏州阊门临顿路戈老二房半夏店秘制，为半夏经
过肉桂等多种温药配方而制成。性温燥，用治寒痰上壅气喘确有良效，但禁
用于燥热咳血自汗者。
　　③　麦冬汁半两许：抄本作"麦冬肉五钱"。
　　④　水炒：疑作"盐水炒"。下同。
　　⑤　叭杏：甜杏仁。
　　⑥　去：原作"法"，据文意改。

复诊　诸恙稍减，脉弦虚细，久延增端之症，能奏微效已幸。耐性调摄，可望病退。

净玉竹三钱　川贝三钱　杏仁三钱　竹茹钱半，水炒　清阿胶钱半，蛤粉炒　麦冬二钱　元参一钱　桑叶钱半　燕窝屑二钱，包　枇杷叶三钱，去毛

再诊　毓阴清降，已投数剂，咽痛减而嗽血亦止，胃纳胜前，经至按常信，可恃此而却病。惟虚火日暮犹升，音仍不亮，拟守补阴。

大生地五钱①，片　天冬钱半　元参一钱　川贝三钱　元武版②一两，炙　清阿胶钱半，烊入　麦冬钱半　紫菀七分杏仁三钱　炙石决一两

崩　漏

郑右　经停三月，骤然崩冲，越五日而犹若漏卮。询系暴崩属虚，虚阳无附，额汗头震，闻声惊惕，多语神烦，脉微③虚软，势将二气脱离，其危且速。拟回阳摄阴法，急安其气血。

人参一钱，另煎　附子五分④，制　鹿角霜钱半　杞子炭一钱　熟地七钱，片　白芍钱半，生　元武版一两，炙　北五味七粒　天冬钱半　山药三钱⑤

---

① 五钱：抄本作"四钱"。
② 元武版：龟甲。
③ 脉微：抄本作"脉数"。
④ 五分：抄本作"五钱"。
⑤ 三钱：抄本作"二钱"。

复诊　脱象既除，经漏较稀，脉犹濡细，神思尚怯，气血乍得依附，再宗"暴崩属虚"之例，拟温补法。

人参一钱，另煎　巴戟肉钱半　鹿角胶钱半，烊　白芍钱半，炒　熟地一两，片　炒枸杞钱半　清阿胶钱半，烊　归身钱半，炭　天冬钱半　杜仲三钱，炒

劳　疟

陈左　间疟止后复疟，疟不准期，或三五日，或七八日，发则寒战热甚，两三月若此，从无汗泄。脉沉而细，形瘦骨立，胃纳式微。症由久疟伤阴，阴损不复，其为劳疟显然。现届夏令，汗易得时，且服存阴泄达，以冀汗泄于表，阴复于里，或转准期，庶是畔岸有依。拟少阳少阴并治。

柴胡四分　大生地四钱，片　淡芩钱半，炒　地骨皮三钱　细辛二分①　炙鳖甲七钱　青蒿钱半　粉丹皮钱半　归须钱半②

复诊　药四服，而值疟来，寒战依然，热势较短，热退时汗已畅达，脉沉转出，神气觉爽，而食物有味。察其佳处，皆从汗后所有，究是外感乘虚蕴伏，愈伏愈深，延为怯象。兹既有向外泄化之机，再宗前拟加减守之，必得或转间疟乃妥。

柴胡五分，鳖血拌　淡芩钱半，炒　归须钱半，炒　丹皮

①　二分：《爱庐医案》作"三分"。
②　钱半：《爱庐医案》作"一钱"。

钱半　青蒿钱半　知母钱半，炒　秦艽钱半，炒　荆芥一钱①，炭　细生地四钱②　淡豆豉三钱

再诊　疟准日作，解后有汗，寒热之势大减矣！脉形细小，舌不立苔，久疟阴伤，复其阴可耳！症属转机，得许坦途。凡腥膻鲜发以及麦食等，需慎两三月。拟清养法，再参泄化。

生洋参钱半③，刮皮　青蒿子钱半　桑叶钱半　川石斛三钱　炙鳖甲一两　丹皮炭一钱　秦艽钱半，炒　稆豆衣④二钱谷芽一两，煎汤代水

暑月着寒

陶左　广厦纳凉，北窗高卧，固是羲皇之乐，孰料午睡正酣，汗孔值开，适逢沛然⑤时雨，凉风骤至，寒气袭趋于腠里，顷刻之间，灼热无汗，妄言狂躁，或扭于暑热，或指为痰火，甚至疑为神鬼，殊未读《内经》原有"因于寒，欲如运枢，起居如⑥惊，神气乃浮"之论，固无足异也。浅邪新感，又何疑惧？当按六气司令泄之，可许一汗即解。

陈香薷⑦一钱　大豆卷三钱　杏仁二钱　陈皮一钱　藿

---

① 一钱：抄本作"一钱五分"。
② 四钱：抄本作"三钱"。
③ 钱半：抄本作"一钱"。
④ 稆豆衣：黑大豆种皮。
⑤ 沛然：盛大貌。
⑥ 如：原作"若"，据《素问·生气通天论》改。
⑦ 薷：原作"需"，据抄本改。

香叶十瓣　嫩苏梗钱半　川羌活七分　枳壳①一钱　桔梗一钱

　　复诊　汗已泄，热已解，病人嗜卧，默默不语，脉紧②既和，偏于濡细。数日之前曾有夺精之说，既属新感已泄，勿妨暂投养正。

　　人参须一钱　橘白一钱，炒　云神三钱　漂淡姜渣三分，后下　老苏梗钱半③　川斛三钱　谷芽四钱

　　按：是集，方不繁而门类较全，案不文而始末述，意取简约明净，便于览观，故稍涉类同，悉除不赘。先后随取随录，无分杂症时邪，要惟三时六气、内因外因、不内外因之别。至若传经之正伤寒，究属南方罕有；吴又可所论之真瘟疫，系饥馑之后疠气所触，二者俱非恒见。内录二三不治之症，备为临证醒目，既可慎始谨终，并鉴时风之误；余如坏症救逆之方，乃苦于不克出治，而宗从治、反治诸法，甚至摩古方而特制者，种种用意系非杜撰，所赖平时研究，于审证、用药、立方三者之要，能致夫恰中病情之想，妄敢担任于立方之前，要必奏功于服药之后，允称不负苦心，信手而得，此即余之乐境也。噫！后之人岂无羡斯乐者哉？留是集以待之。

爱庐张大燨又述

---

　　①　枳壳：重刻本、抄本皆作"枳实"。
　　②　脉紧：抄本作"脉象"。
　　③　钱半：抄本作"三钱"。

校注后记

一、作者生平与成书年代

张仲华，名大燨，一作大曦，以字行，号爱庐，清代江苏吴县（今苏州）人，居胥门外之胥江。精于岐黄，尤善治伤寒。主张治病必须穷源、探本、明理，认为临证如临敌，应当抓住审证、处方、用药三大关键。嘉庆道光年间，以医术驰名于江苏、浙江一带。1846年集30年临证验案为《临症经验方》，又名《爱庐方案》。

二、主要内容与学术价值

《临症经验方》分湿温、蓐劳、溲秘、霍乱、胃困、便秘、热深厥深、腹痛便秘、肠痈、肝郁等76门，每门1案，涉及内、外、妇、儿、耳鼻喉各科。每门先后顺序随取随录，不分杂症时邪；所集案例，有得心应手者，有不治之症者；每案皆述病症、病机、治法、处方及治疗经过，集方不繁，列症简略，而始末必述，意取简约明净，便于观览；处方用药思路深细，灵活变通，恰中病情。

综观全书，本书的主要学术特色有：

首先，强调临证当不为世俗所惑，用药恰合病机，乃为要领。如：一人因恼怒呕吐血块痰涎，兼不思饮食、谷不沾唇五日，舌白苔腻，诊其脉"左脉弦硬，右脉细软"，乃曰："此木火犯胃入膈……气火冲激，湿浊乘机错乱，倘肆其猖狂，厥势立至。若再侮脾土，胀满必增。"前医所进多苦寒沉降，盖欲止其呕而顺其气，但却罔效。盖百病皆以胃气为本，苦寒性味，又属伐胃；胃不能安，药力何藉？故制肝之逆，通胃之阳，必参以奠安中气，切勿拘于见血畏温之议。张仲华遂处以仲景吴茱萸汤加味。药后呕逆即止，胀痛亦缓，唯虑其"土德大残，中气亦竭"，故"急进补中立中，仍参约脾制肝之法"，以巩固疗效。

其次，辨证明晰，用药纯正，"立方清灵流动，颇得轻可去实之旨"（柳宝诒语）。曾治一患者，"旬日内遍体俱肿，肤色鲜明"。询知其病之始，"原有身热，不慎风而即止"，而刻诊又诉"气喘促，小便闭"，身无汗泄，不思饮水，舌苔白，脉浮紧。张仲华细析病情曰："证系水湿之邪，藉风气而鼓行经遂"，故见水肿之发病甚快；风气外袭，肺失宣发，见气短喘促；肺失宣肃，不能通调水道，下输膀胱，又见小便不利。乃宗《内经》法，以"开鬼门，洁净府"为要着，以清灵流动之法疏风解表，宣肺行水。选麻黄、杏仁、赤茯苓、苏子、桂木、薏苡仁、紫菀、椒目、浮萍、大腹皮组方治其水肿。为增强疗效，兼以外治方法，"用麻黄、紫苏、羌活、浮萍、生姜、防风各五钱，闭户煎汤，遍体揩熨，不可冒风"。内服外用，轻清疏风，散结通阳，疏泄腠理，使之微微汗出，风水随汗而解，小便自利，肿胀之实渐消。

最后，案语巧取比喻，深入浅出，形象明了，发人深思，颇让读者体会领悟。如"产后腹痛"案云："上腊严寒，生产受寒凉甚，当时瘀露云畅，脐下阵痛，迄今五月未止。阅所服药，皆宗产后宜温之例，固属近是，惜未考经穴经隧耳。譬诸锁则买矣，何以不付以匙？买者不知，卖者当知，病者难晓，医者当明。致使远途跋涉，幸遇善与人配匙者。肉桂二钱，细辛五分，同研细末，饭粒为丸，均五服，每晨一服。"此案把肉桂、细辛两味，辛散温通比喻为开锁之钥，颇令读者心领神会。若能深入体味医案中之譬喻，不仅会使医理神悟，而且有无穷乐趣。

三、版本流传与后世影响

从张仲华作于道光二十六年的"序"来看，《临症经验方》成书于1846年。据柳宝诒云："原刻上、下两卷，共一百余案，咸丰时刻于苏州，未几毁于兵燹（太平天国之乱，笔者注），遂少传本。"

1894年夏，江苏澄江（今江阴）名医柳宝诒于友人处得见抄本，"假归读之"，"因就所抄本精选而加评焉，共得二十四条"，分内伤杂病、内风、湿病、失血、消证、呕逆、外感、伏气、疫邪、疟疾、黄疸、腹痛、肿胀、痕癖、痢疾、大便、外疡、妇人18门，并加按语，编入《柳选四家医案》，改名《爱庐医案》。

1928年，秦伯未在《柳选四家医案》的基础上，又精选21则案例，分内伤、湿病、失血、消证、呕逆、外感、疫邪、疟疾、黄疸、腹痛、肿胀、痕癖、痢疾、妇人14门，编入《清代名医医案精华》，名曰《张仲华医案》。

因此，今人对张仲华学术思想及临证经验的研究，大都以《柳选四家医案》及《清代名医医案精华》为蓝本。甚至以为张仲华的《临症经验方》已经失传。其实，《临症经验方》仍有单行本流传。早在1922年8月，刚刚创刊的《青浦医药学报》便从第一期开始，就分五期刊登了顾雨田整理的《补注临症经验方》。据《中国中医古籍总目》记载，《临症经验方》的现存版本有清道光二十六年（1846）稿本、清道光二十七年（1847）养恬书屋刻本、清光绪八年（1882）刻本等；《爱庐方案》的现存版本有清道光二十六年（1846）抄本、清光绪八年（1882）刻本、清光绪二十二年（1896）抄本等。

以上诸多版本，除稿本、抄本外，皆为同一版本系统，即清道光二十七年养恬书屋初刻本及清光绪八年上海玉轴山房重刻本。故本次校注，以养恬书屋初刻本为底本，以上海玉轴山房重刻本及清光绪二十二年抄本为校本。

此外，除据本次校注所搜集到的抄本外，民间至今尚存其他抄本。如：中国中医药出版社 1994 年出版的《吴中珍本医籍四种》收有《张爱庐临证经验方》。据校注者江一平氏云："今从梁溪邹兰谷道友处，得见其家藏《张氏治病记效》一书，乃 1851～1914 年间苏州名医黄寿南手抄本，字迹遒劲，条目清晰。翻阅之下，欣知此即大燮先生所著《临证经验方》。"

江苏省常熟市中医院戴祖铭先生"亦搜集到手抄本 1 册，完整无缺，有'爱庐医案目录'，首页题《临证经验方》，为'胥江张仲华爱庐辑，男德达直卿氏校'，将本书与江一平等校注之《张爱庐临证经验方》比较，编排次序及病案内容基本一致。不同之处是：本书末附录有产后医案 14 则"，并且此抄本"有 4 案眉上有朱批，其中胃困、疫证 2 案及批语均收入《柳选四家医案》内，内容基本一致，可见此本曾为柳宝诒用作评选之底本"。为使读者得以窥见这一"柳宝诒用作评选之底本"的珍贵抄本之全貌，现将戴祖铭先生整理的"产后医案14则"［戴祖铭.《爱庐医案》自序及产后佚案的发现.浙江中医杂志，1999，（1）：36～37］，转录如下（张大燨撰写的"序"，底本已存，故不录）：

小产后尿不利

蔡，二十四。小产后元虚不及州都，下午则小便不利，劳动则剧，其咎显然矣。

六味丸去萸肉，加桂枝、当归。

半产后肢痹

岳，三十二。半产后血不营筋，肢节痠麻，痿痹不仁，恶寒少汗，宜养营通利筋络。

熟地　草薢　当归　茯苓　桑枝　桂枝　木瓜　白芍虎骨　络石藤

新产感受温邪

鲍。新产十一朝，兼感温邪，唇焦舌绛，津干，身热，晨退暮剧，神迷，痰中带血。其邪内遏心包，痉症可虑。诊脉右细数模糊，左直大。少腹满，犹是恶露不清，殊属棘手，姑拟清上泄下法。

犀尖　丹皮　赤芍　血珀　川郁金　鲜石斛　翘心丹参　桃仁

加益母草汤煎。

产后阴挺溲频

许，三十一。肝肾下虚，溲频数而气坠，腰痛，经不调，尿脬脱下而不收。种种病缘产后致虚起见，症久宜摄固为要。

熟地　淮山药　杜仲　桑蛸壳　川斛　黄芩　吴萸炭菟丝子　五味子

猪脬煎汤代水。

小产恶露夹温

倪。温邪初起，咽痛灼热，渐至化燥，舌黑，小产恶露上攻肺胃，鼻衄如注，面赤，呕出血块，腹痛烦闷，势属危险，姑拟清上通下法，以冀万一。

犀角汁　赤芍　桃仁　茯神　料豆皮（一两浓煎）丹皮炭　归尾　楂炭　丹参

加益母草汤、童便各半杯冲服。

复诊：服前药一剂后，汗战热退，衄止腹宽，恶露稍通。

原方去犀角汁，加血珀末五分调服。

产后牙龈肿痛

冯，三十二。产后兼发伏邪，寒热虽退，舌苔黄浊，牙龈肿痛，连及颐颔，经期不清，虑其外疡。

酒炒黄芩　金石斛　茯苓　赤芍　楂炭　丹皮　白薇泽泻　广皮

产后眩晕嗳气

顾，四十。产后阴亏，风木司升，耳目晕眩，嗳气不除，宜体用两调。

生地　石决明　沉香　茯神　净钩钩　料豆皮　川斛郁金　白芍

产后痿黄纳少

周，二十六。产后五月，痿黄乏力，纳谷减少，脉形左虚弦、右濡数。肝脾同病，恐延蓐损，宜开生之源。

黄芪　茯苓　当归　丹参　砂仁　白术　广皮　白芍谷芽

复诊：前方颇适，宗《内经》"形不足温之以气"，且有阳生阴长之力。

归芍异功散加黄芪、大枣、砂仁。

产后暑病白痦

钱，三十二。白痦渐退，热有起伏，甚于下午，入夜胸中烦闷，汗多淋漓。此气分之邪留恋，考之《经》训，阴气先伤，阳气独发后矣。义取甘寒宣化，然恙久质弱，又属产后，诚恐顾此失彼。诊脉左弦数、右濡数，苔微白不多。顾食下腹痛且鹜溏，暑必兼湿也，殊难图治。

羚羊角　地骨皮　茯苓　建曲　广皮　通草　白薇丹皮　泽泻　谷芽　砂仁　稻叶

复诊：据述咳大减，寒热亦渐短，有往来之象，参以和解少阳。

原方去羚羊角，加洋参、青蒿梗。

产后郁冒气冲

范。寒热泄泻伤中脏，致产后汗大出，郁冒气冲，迷蒙干恶，《金匮》三病之论最为危急，脉形芤数，厥脱甚易。

西血珀　丹参　牛膝　橘白　茯神　石决明　楂炭川石斛　童便

益母草煎汤代水。

产后阳升发狂

黄。产虚未复，骤郁勃，阳升怒狂，或笑或哭，语言错乱，上视搐搦，挟痰弥漫。宗《内经》意，先以铁秤砣烧红沃以醋，令臭味进入肝，辛金制木，次用煎剂。

川连　茯神　石决明　天竺黄　丹参　阿胶　远志净钩钩　橘红　真金箔

服一剂即平，转方加细叶菖蒲，雪羹代水。

又复诊：风阳稍定，未能尽息，舌苔黄兼浊腻，痰凝气滞显然。

生洋参　钩钩　茯神　胆星　血珀　菖蒲　石决明橘红　远志　竺黄　沉香

雪羹汤代水。

产后痞满带下

吴。难产后营虚气滞，经虽行而腰楚带下，恶心痞满。宜调奇经，兼和肝胃，宗《内经》罢极之本以生血气，盖阳明为血之长也。

熟地　当归　茯苓　湘莲　砂仁　杜仲　香附　白芍广皮　川续断

另服威喜丸。

产后虚热便泄

黄。虚不肯复便谓之损，起自产后阴虚，热延一载，今也胃不容谷，大便频泄，真元既怯，后天复馁，将交夏节，何恃不恐。诊脉关弦尺弱，呕痰，舌绛而渴，殊为棘手。

异功散加麦冬（元米炒）、姜渣、乌梅、谷芽。

产后久痢腹痛

张。胎前患痢，产后不止，已延半载。心中嘈杂且痛，得食稍安，虚象可知；所下赤白兼见，气血两伤；脉弦细，腹疠痛，气陷则泄，宗东垣法。

潞党　冬术　升麻　艾叶　延胡索　黄芪　炙草　柴胡　广皮　红曲

《临症经验方》自柳宝诒编入《柳选四家医案》后，随着《柳选四家医案》的多次刊刻，张仲华声名不胫而走，影响日隆。柳宝诒总体评骘说："论病选药，思路深细，用法精到，颇能独开生面，发前人所未发。惟刻意争奇，不肯稍涉平境，因之议论有过于艰深者，立方有流于纤巧者……后之学者，苟由此而触类旁通，随机应变，不至如赵括之读书也斯可矣。"总之，张仲华论病辨证，思路清晰；遣方用药，法备而周。记述治疗经过较详，审证、列方、用药契合病情，所用方剂大多从仲景之方化出，尤其是其转方之处，随证而变，往往独开生面，发前人所未发，可见其识证之真，用药之实，故案中可法者较多。其所作"按语"晓畅明白，对病情分析透彻，症状描述详细，少有空泛议论。

总 书 目

I

本　草

方　书

卫生编

袖珍方

仁术便览

古方汇精

圣济总录

众妙仙方

李氏医鉴

医方丛话

医方约说

医方便览

乾坤生意

悬袖便方

救急易方

程氏释方

集古良方

摄生总论

辨症良方

活人心法（朱权）

卫生家宝方

寿世简便集

医方大成论

医方考绳愆

鸡峰普济方

饲鹤亭集方

临症经验方

思济堂方书

济世碎金方

揣摩有得集

亟斋急应奇方

乾坤生意秘韫

简易普济良方

内外验方秘传

名方类证医书大全

新编南北经验医方大成

临证综合

医级

医悟

丹台玉案

玉机辨症

古今医诗

本草权度

弄丸心法

医林绳墨

医学碎金

医学粹精

医宗备要

医宗宝镜

医宗撮精

医经小学

医垒元戎

医家四要

证治要义

松厓医径

扁鹊心书

素仙简要

慎斋遗书

折肱漫录

丹溪心法附余